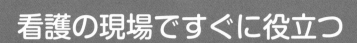

ナースのためのスキルアップノート

看護の現場ですぐに役立つ

胃ろうケアのキホン

相互接続
防止コネクタ
国際規格対応
第2版

患者さんのQOLに配慮したケアが身に付く！

西山 順博 著

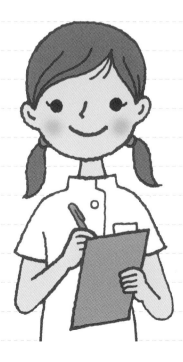

秀和システム

はじめに

　これまでに600件を超える胃ろう造設、3000件を超える胃ろう交換に携わってきました。不安でいっぱいの胃ろう患者さんとそのご家族には、「PEGにしてよかった！」と思っていただきたいのです。そのために必要なこと——「造設前にどのように胃ろうのことを説明すればいいのか」、「患者さんに合った胃ろうの手技を選択し、いかに安全に胃ろう造設を行うか」、「術後にしっかりと管理し、合併症を最小限にとどめるには？」、「ご自宅で自信を持って胃ろう管理ができるように、どう指導すればいいのか」——それらの答えが、本書に集約されています。

　すべての胃ろう患者さんとご家族のQOL（生活の質）が向上するために、私たちは最善を尽くしたいと思っています。そのためには、胃ろうについて正しい知識を持つ医療者を育てる必要があります。胃ろうのことをよく知らない方に、胃ろうのことが少しわかってきた方に、そして「胃ろうのココがわからない」という方にも、ぜひ、本書を一読することをお勧めします。私たちが、実際に現場で患者さんと試行錯誤しながらたどりついたトラブルの解決法。そして、胃ろう管理の必須アイテム（胃ろう評価スケール、胃ろうケアフローチャート、経口摂取への復帰を目指した摂食嚥下訓練、PEG地域連携パスなどなど）も満載です。

　今回、第2版の出版にあたり、2022年11月末に移行が完了した相互接続防止コネクタの国際規格についての変更・加筆を行っています。
　胃ろう患者さんは全国に約35万人、これは車いす人口に匹敵します。「胃ろうのことはわかりません……」では済まない時代に突入しています。本書では、看護師の方はもちろん、介護福祉士、ヘルパー、ケアマネジャーの方にも胃ろうを理解していただけるように工夫しました。かかわるすべての医療者が力を合わせて、胃ろう患者さんを支えていければと願っています。

2023年7月　　西山　順博

医療法人西山医院 理事長・院長、PEG在宅医療学会 代議員、
滋賀PEGケアネットワーク 世話人、京滋摂食嚥下を考える会 世話人

看護の現場ですぐに役立つ

胃ろうケアのキホン [相互接続防止コネクタ国際規格対応第2版]

contents

chapter

1 胃ろうの基礎をおさらいしよう

chapter

2 胃ろう造設前・造設時のケア

chapter 3 知っておきたいPEGカテーテルと必要物品

chapter 4 胃ろう周囲のスキンケア

^{chapter}
5 胃ろう患者さんにやさしい注入手技とは

^{chapter}
6 胃ろう患者さんのトラブルシューティング

chapter 7 胃ろう患者さんへのケアポイント

chapter 8 一口でも口から食べたい患者さんのために

chapter 9 継続的な胃ろうケアのために

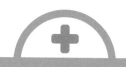

本書の特長

　胃ろうは、摂食嚥下機能が低下している様々な患者さんの栄養ルート、薬剤投与ルートとして使用されています。人間は栄養をとらなければ生きていけません。

　本書では、胃ろうの基礎から胃ろう管理の実践、トラブルシューティングまで、そして昨今問題になっている「胃ろうの始めどき、やめどき」についても、わかりやすく説明しました。

役立つ ポイント1　見出しを見ただけでイメージがつかめる

　胃ろう管理について、「基礎➡造設前➡造設時➡造設後➡胃ろう生活」という順番を追う形の見出しにしています。摂食嚥下障害の患者さんを担当することになり、「どうやら胃ろうになりそうだな」といった際に読み始めていただければと思います。

役立つ ポイント2　実践にすぐ役立つ胃ろう管理のコツが満載

　胃ろう管理について、教科書では学べなかったコツが満載です。看護師の皆さんは立場上、ご家族や介護福祉士に指導することも多いと思います。ご自身の実践に役立てるのみならず、指導の際にも、本書を広げて活用していただくことができます。

役立つ ポイント3　患者さんの胃ろう生活の質を向上させることを目的にしている

　胃ろう管理がうまくできるようになるというだけでなく、患者さんやご家族に「PEGにしてよかった」と心から思っていただけることを目指した、胃ろう管理のバイブルです。患者の皆さんや新人ナースの生の声に対して、先輩ナースや医師がアドバイスしていきます。

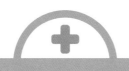

本書の使い方

　本書は chapter 1 から chapter 9 までで構成されています。

　基礎から学びたい方は、最初から順番に読み進めてください。例えば、胃ろうの適応について困っている方は chapter 1 と 2 で医学的な適応を、chapter2 と 8 で倫理的な適応を学んでください。「明日から栄養注入を指導しなければならないんです」という方は、いきなり chapter 5 を読んでも、しっかり理解してケアに活用できるようになっています。

　chapter 1：まずは、胃ろうの基礎から始めます。胃ろう造設における"医学的側面からの適応"についても確認していきましょう。

　chapter 2：胃ろう造設前から造設後まで、経時的に学びます。一連の流れを理解し、看護に必要な観察ポイントを押さえましょう。造設前のインフォームドコンセントでは、胃ろう造設における"倫理的側面からの適応"についても確認していきましょう。参考として、実際に使用している造設の説明書・同意書を掲載しています。

　chapter 3：胃ろうの管理を行うには、カテーテルの構造を知る必要があります。使用物品やそのお手入れのコツを知り、それぞれに合った管理をすることが大切です。参考として、実際に使用している交換時の説明書・承諾書などを掲載しています。

　chapter 4：胃ろうは日頃のケアが大切です。といっても、難しいことはひとつもありません。基本ケアを覚え、"毎日見る"習慣を身につけましょう。

　chapter 5：胃ろうから入れる栄養剤の種類や注入方法を勉強します。半固形化栄養剤や、薬剤の溶かし方（簡易懸濁法）も知っておきましょう。

　chapter 6：突然、胃ろうのトラブルが起こっても、慌てないで済むよう、起こりうるトラブルとその対処法を知っておきましょう。

　chapter 7：胃ろうを造ったからこそ、リハビリも嚥下訓練もしやすくなるのです。嚥下を理解し、一口でも食べられる生活を目指すための chapter です。

　chapter 8：胃ろうがあるからこそ、口から食べよう、食べさせよう──。誤嚥性肺炎予防のためだけでなく、食べるための口腔ケアを学びましょう。

　chapter 9：胃ろう患者さんを取り巻く環境は、地域によって様々です。胃ろう患者さんを地域全体でサポートできるよう、いろいろなツールを活用しましょう。

この本の登場人物

本書の内容をより深く理解していただくために、
医師、歯科衛生士、先輩ナースがアドバイスやポイントの説明をしています。
また、新人ナースや患者の皆さんも登場します。

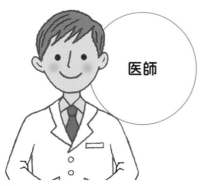

医師

病院の勤務歴8年。的確な判断と処置には評判があります。

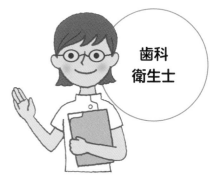

歯科衛生士

歯科衛生士歴10年。一口でも口から食事を！ 熱意は誰にも負けません!!

先輩ナース

看護師歴5年。身近な先輩であり、新人ナースの指導役でもあります。

新人ナース

看護師歴1年、消化器内科で勉強しています。医師や先輩たちのアドバイスを受けて、早く一人前のナースになることを目指しています。

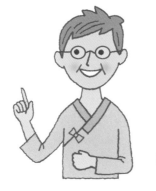

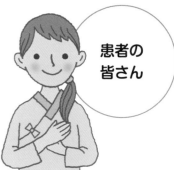

患者の皆さん

患者さんからも、ナースへの気持ちなどを語っていただきます。

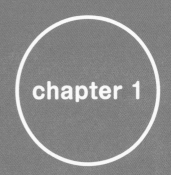

chapter 1

胃ろうの基礎を
おさらいしよう

・・・

まずは、胃ろうの基礎から始めます。

胃ろう造設における "医学的側面からの適応" についても確認していきましょう。

胃ろうとは何?

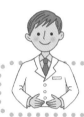

胃ろうは、どのような目的で行われているのでしょうか?

胃ろうとは?

胃ろう（胃瘻）は、病気のために口から食事を摂れない方が栄養補給する経路の1つです。胃ろう造設術は、おなかから胃に通じる小さな穴を開ける手術のことです。この穴のことを胃ろう、またはろう孔といい、胃ろうにカテーテル（管）を通して栄養剤や薬を注入します。

また、カテーテルのふたを開けて、胃の中にたまったガスなどを出すことができます。

このように、胃ろうには栄養補給および減圧という目的があります。

胃ろうの歴史

1822年	Beaumontが、初めて胃ろうを造設
1875年	Sydney Jonesが、全身麻酔で開腹下に（＝おなかを開けて行う手術により）胃ろうを造設
1979年	GaudererとPonskyによって、胃内視鏡（胃カメラ）での胃ろう造設（Pull法）が行われ、PEGと命名された
1983年	上野らがIntroducer原法を考案開発

PEG（Percutaneous Endoscopic Gastrostomy：経皮内視鏡的胃ろう造設術）とは本来、「胃内視鏡にて胃ろうを造る手術」のことです。しかしながら便宜上、造設された「胃ろう」のことをPEGと呼んでもかまわないとされていて、用語として厳密には正しくないものの、「PEG造設」「PEG交換」「PEGカテーテル」「PEG管理」「PEGケア」などの言葉が、臨床的にも許容されています。本書でも両方の意味で使っています。

医師

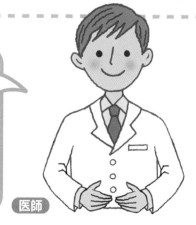

経腸栄養ルートの種類

胃ろうを含む経腸栄養のルートは、経鼻ルートと経皮消化管ろうルートに大別されます。このうち経鼻ルートには、チューブの先端の留置位置によって経鼻胃管（NGT）、経鼻十二指腸管（NDT）、経鼻空腸管（NJT）があります。

一方、経皮消化管ろうルートは、超音波（エコー）、内視鏡や腹腔鏡、開腹手術によって造設します。造設方法およびチューブの先端位置によって、経皮経食道胃管挿入術（PTEG）、経皮内視鏡的胃ろう造設術（PEG）、腹腔鏡補助下経皮内視鏡的胃ろう造設術（L-PEG）、開腹胃ろう造設術、経胃ろう的空腸チューブ留置術（PEG-J・JET-PEG）、経皮内視鏡的空腸ろう造設術（D-PEJ）、外科的空腸ろう造設術に分けられます。

NDT、NJT、PEG-J・JET-PEG、D-PEJ、外科的空腸ろう造設術は、いずれも幽門後に留置されるので、胃食道逆流や胃蠕動運動低下を認める場合に選択されます。

日本語	略語：原語
経鼻胃管	NGT：Nasogastric Tube
経鼻十二指腸管	NDT：Naso-Duodenal Tube
経鼻空腸管	NJT：Nasal Jejunal Tube
経皮経食道胃管挿入術	PTEG：Percutaneous Trans-Esophageal Gastro-tubing
経皮内視鏡的胃ろう造設術	PEG：Percutaneous Endoscopic Gastrostomy
腹腔鏡補助下経皮内視鏡的胃ろう造設術	L-PEG：Laparoscopy-assisted PEG
開腹胃ろう造設術	—
経胃ろう的空腸チューブ留置術（胃ろうを介して、腸ろう化）	PEG-J：Percutaneous Gastrojejunostomy　あるいは JET-PEG：placement of a Jejunal Extension Tube through a PEG
経皮内視鏡的空腸ろう造設術（直接、腸に穿刺）	D-PEJ：Direct Percutaneous Endoscopic Jejunostomy by outward procedure
外科的空腸ろう造設術	—

▼経腸栄養アクセスの種類

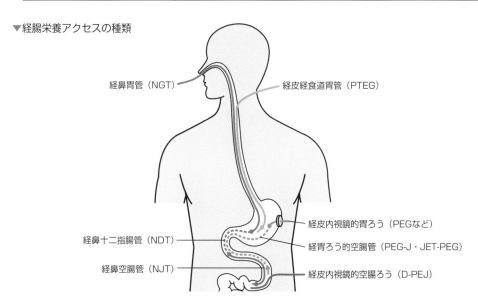

胃ろうが必要な人って？

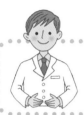

病気により摂食嚥下機能が低下した人にとって、胃ろうが力を発揮します。原因となる病気には、どのようなものがあるのでしょうか？

こんな病気のときに胃ろうを考える

脳性小児まひ、脳血管障害、神経・筋疾患、頭頸部外傷、咽喉頭・食道・胃噴門部の腫瘍（狭窄）、認知症などが挙げられます。適応疾患としてよく挙げられる誤嚥性肺炎は、摂食嚥下機能が低下することで発症する病気です。

また、老化に伴い、摂食嚥下機能は低下していきます。この際にも栄養は必要です。胃ろうで栄養管理をしながら、いつまでも口から食事が摂れることを目指すことも大切です。

胃ろうを考える6つの状態

摂食嚥下機能が低下しており、経口摂取のみでは十分な栄養を摂取できない方が適応となります。そして、栄養目的の胃ろうの場合は、余命が1カ月程度以上は期待できることも重要です。

①飲み込みがうまくできない
②肺炎を繰り返す
③食欲がない、食事をしない
④食べると状態が悪くなってしまう
⑤現在の栄養療法が続けられない
⑥現在の栄養より、胃ろうのほうが優れていると判断できる
⑦腹膜播種などによる腸閉塞（イレウス）での減圧が長期間に及ぶ場合

PEGができない患者さんもいる

- ・栄養状態が極めて悪い
- ・高熱が続いている
- ・過去に胃切除の手術を受けた（内視鏡治療は除く）
- ・胃の前に他の臓器（大腸や肝臓）が張り出している
- ・腹水がある
- ・血が止まりにくい
- ・終末期（人生の最終段階：p.148参照）

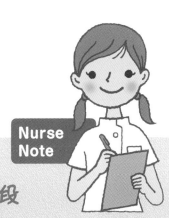

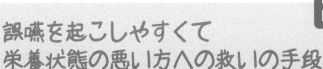
誤嚥を起こしやすくて 栄養状態の悪い方への救いの手段

　胃ろうは、十分な栄養補給のために行います。食事が十分にできないと、人間は少しずつ衰弱していきます。しかし、患者さんのペースで、むせのないようにゆっくりと十分な量を摂取するには、1回の食事に2時間程度の時間を費やし、介助者も患者さんも疲れてしまいます。また、介助者にとっては、無理やり食べさせて、誤嚥・窒息をさせてしまったら、という怖さもあります。胃ろうを使えば、患者さんの食べられるもの、食べられる量だけを口から食べ、足りないぶんを胃ろうから補給できます。

　食べるとむせ、肺炎を繰り返すときや、長い間食欲がなくて栄養不良になってしまうときなどに、胃ろうを検討します。誤嚥をたびたび起こし、何度も入退院を繰り返している患者さんにとっては、最適な方法です。

1

胃ろうの基礎をおさらいしよう

PEGの適応症例（消化器内視鏡ガイドライン第3版）

「どのような病気にかかると、必要な栄養を自分で摂ることができなくなることがあるのか」を示した、PEGの適応症例についての消化器内視鏡ガイドラインを示します。

①嚥下摂食障害
　・脳血管障害・認知症などにより自発的に経口摂取できない
　・神経・筋疾患などのため、摂食不能または困難
　・頭部・顔面外傷による摂食困難
　・咽喉頭・食道・胃噴門部狭窄
　・食道穿孔
②繰り返す誤嚥性肺炎
　・摂食できるが、誤嚥を繰り返す
　・経鼻胃管留置に伴う誤嚥
③炎症性腸疾患
　・長期経腸栄養を必要とする炎症性腸疾患、特にクローン病患者
④減圧治療
　・幽門閉塞
　・上部小腸閉塞
⑤その他の特殊治療（パーキンソン病の患者に対し、持続的に薬剤を投与 等）
⑥現在の栄養より、PEGのほうが優れていると判断できる

PEGの絶対的禁忌と相対的禁忌
（消化器内視鏡ガイドライン第3版）

PEGの適応・禁忌は、専門的な知識も必要となるため、主治医と胃ろう増設医師とが十分話し合って決定する必要があります。

①絶対的禁忌
　・通常の内視鏡検査の絶対禁忌
　・内視鏡が通過不可能な咽喉頭・食道狭窄
　・胃前壁を腹壁に近接できない
　・補正できない出血傾向
　・消化管閉塞（減圧ドレナージ目的以外の場合）
②相対的禁忌

・大量の腹水貯留	・門脈圧亢進症	・極度の肥満
・腹膜透析	・著明な肝腫大	・がん性腹膜炎
・胃の腫瘍性病変や急性胃粘膜病変	・全身状態不良	・横隔膜ヘルニア
・生命予後不良	・出血傾向	・胃手術既往
・妊婦	・説明して同意を得るのが困難	

PEGのメリットと危険性は？

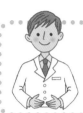

PEGをはじめとする経管栄養は、あくまでも患者さんの栄養をサポートする栄養経路であり、病気を治すものではありません。とはいえ、栄養補給なくして人間は生きていけないのです。

PEGのメリット／デメリット

メリット	デメリット
＊生活の制限が少ない ・入浴可能（湯舟につかれる） ・経口食可能 ・リハビリテーション可能 ＊経口では摂取しにくい物・量を容易に注入できる	＊内視鏡手術（15分程度）の合併症がある ・創部感染、ろう孔感染、誤嚥性肺炎 ・出血、多臓器穿刺、腹膜炎 ＊バンパー型は4〜6カ月ごとに、バルーン型は1〜3カ月ごとに、交換が必要

人工的水分・栄養補給法（AHN：Artificial Hydration and Nutrition）の導入には、基準があります

▼栄養経路の選択

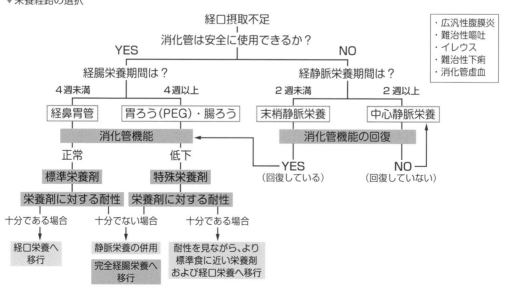

人工的な水分・栄養補給法の導入基準は次のとおりです（参考：ASPEN〈米国静脈経腸栄養学会〉のガイドライン）。

①栄養状態の評価を行い、栄養不良、もしくは、今後このままの状態では栄養不良になると予想される。
②摂食嚥下機能評価を行い、必要な栄養を自分で摂ることができないと認められる。
③経腸栄養は、消化管（食道－胃－小腸－大腸）が安全に使用できることが条件。

胃ろうと経鼻胃管を比較してみよう

栄養療法は、血管に栄養する**経静脈栄養**、消化管を使う**経腸栄養**の2つに大別されます。点滴は経静脈栄養であり、血管に栄養を補給する方法で

す。一方、口から食べることも経腸栄養です。消化管に栄養を補給する経腸栄養は、経静脈栄養と比べれば通常の食事に近いといえます。

▼胃ろうと経鼻胃管栄養の違い

	胃ろう	経鼻胃管
適応	長期の栄養補給	短期の栄養補給
美観	優れる	劣る
苦痛	少ない	多い
誤嚥	少ない	多い
胃食道逆流	ほとんど影響なし	増悪させる可能性あり
事故（自己）抜去	少ない	多い
経口摂取併用	可能	妨げになる
手技の侵襲性	やや高い	低い
閉塞	ほとんどなし	多い
入れ替え	比較的長期間	短期間（1～2週間ごと）

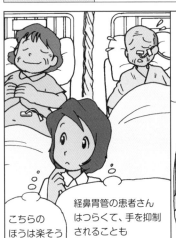

こちらのほうは楽そうね。

経鼻胃管の患者さんはつらくて、手を抑制されることもあるみたい…。

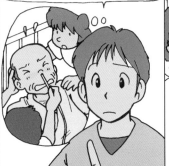

経鼻胃管は、2週間に一度入れ替えるので、その都度苦痛だし、気管への誤挿入の危険もある。
何より、長びくとつらくて、抜いてしまう人もいるんだよ。

口から栄養がとりにくく、胃腸に元気がなく、数カ月以上経管栄養が続く人は、PEGがいいんですね！

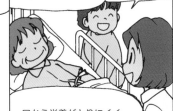

病気の影響で、食事中に咳き込むことも多くなり、食べる時間も長くかかるようになって…。
でも、思いきってPEGにしてよかったです。

中心静脈栄養（太い血管からの点滴栄養）とは？

経静脈栄養は、**末梢静脈栄養**と**中心静脈栄養**に分けられます。短期間の点滴は末梢静脈栄養で行います。しかし、末梢血管は細いため、水分量の確保はできますが、高カロリーを点滴すると血管の痛みや点滴漏れを起こしてしまいます。

一方、太い血管からの点滴栄養である中心静脈栄養は、操作を常に清潔な状態で行う必要があるので、在宅管理には専門的な知識が必要となりま

す。また、数カ月にわたり血管を介しての栄養注入を続けていると、消化管の機能（消化・吸収）が失われてしまいます。

その点、胃ろうによる経腸栄養は、普通の食事と同じように消化管を使うので、基本を守っていればトラブルの危険も少なく、ご家族や介護者の負担は緩和されます。

▼経腸栄養と経静脈栄養の違い

	経腸栄養（胃ろう）	経静脈栄養（中心静脈栄養）
手技の侵襲性	やや低い	やや高い
管理	比較的容易	やや困難
無菌操作	不要	必要
経済性	比較的安価	高価
消化管機能	維持	低下
誤嚥	やや多い	少ない
在宅管理	比較的容易	やや困難
施設への受け入れ	比較的容易	困難

造った胃ろうは、元に戻せるの？

経鼻胃管では嚥下リハビリに制限があった患者さんも、胃ろうにすることで十分なリハビリが可能となります。そのため、胃ろうを使わず口からの食事のみの栄養で充足できるまでに回復する、喜ばしい患者さんもおられます。

胃ろうは、抜いてしまうと24時間程度で自然閉鎖します。ただし、長期にわたり使用した胃ろうや、漏れなどのトラブルの多い胃ろうは、自然閉鎖しない場合もあります。そのような場合は、抜去後に胃内視鏡を使って、胃の中からろう孔をクリップして縫縮（縫い合わせ）します。

胃ろうの閉鎖後は、水分を経口摂取するのにかなりの時間がかかり、必要カロリーは充足できても水分量を充足することには不安が残ります。夏場の暑い時期や、感染症で状態の悪いときには脱水になる人も多いため、70歳以上の患者さんの閉鎖には細心の注意を払う必要があります。

胃ろうを閉鎖して、将来、嚥下機能低下が出現したときには再造設することも可能ですが、再造設のリスクがある方には、閉鎖しないほうがよいのでは、とお話しすることもあります。患者さん側でも、「胃ろうがあることはそれほど苦ではないので」と、閉鎖しない選択をする方もおられます。

小児や高齢者にも胃ろうは安全なの？

● **小児への胃ろうは成長を考慮に入れて**

　今日、日本での胃ろう患者さんは高齢化していますが、世界で初めてGaudererとPonskyが行ったPEGは、6歳の小児でした。当初は、小児の嚥下障害患者の成長を助けたい、長期の経鼻胃管から解放したいという思いからPEGが行われるようになった経緯があります。

　脳性小児麻痺等の疾患で摂食嚥下障害のある患者さんの胃ろうでは、長期間の臥床、栄養不良により脊椎<ruby>脊椎<rt>せきつい</rt></ruby>の変形が多く、体格も小さいために、穿刺部位が制限されることがあります。また、成人よりも長期間にわたって胃ろうを利用することが予想され、当然、その間に体も大きくなります。

　以前、筆者がGauderer氏に直接、「小児の成長を考慮した胃ろうの造設位置」について質問する機会がありました。その際、「肋骨下縁より5cm程度は離すほうがよい。成長と共に胃ろうが肋骨下縁に入り込んでしまう患者さんもいるので」との回答がありました。また、呼吸障害を併発している患者さんも少なくないため、十分な術前精査を行った上での造設が望ましいと考えています。

● **高齢者の胃ろうには細心の注意を**

　筆者の勤務する病院において、胃ろう患者さんの年齢分布を見ると、84.5％が65歳以上の高齢者であり、50％が80歳以上です。高齢者では胃ろうの適応症以外の疾患の合併もあり、胃ろう造設時には配慮が必要です。栄養状態の不良な人に造る場合が多いため、胃ろう造設の合併症が報告されていることも知っておく必要があります。HEQ研究会全国調査（2005年12月）における3,202件の予後の集計によれば、PEGとの因果関係が不明な場合も含め、理由にかかわらず1カ月以内の死亡率6.3％、6カ月以内の死亡率22.1％となっています。PEGを受けようと思っている患者さん、PEGにかかわる医療者にとってもショッキングな数字です。筆者らの検討でも、6カ月以内の死亡率は9.1％でした。

　100％安全といえる医療はありませんが、わずか15分の手術とはいえ、患者さんにとっては一生に一度の手術であり、一生使う胃ろうだという気持ちを忘れてはいけません。PEGの適応以外に、患者さんの栄養状態や病状について吟味した上で、患者さんにとって不利益なPEGにならないように配慮する必要があります。

chapter 2

胃ろう造設前・造設時のケア

....

胃ろう造設前から造設後まで、経時的に学びます。

一連の流れを理解し、看護に必要な観察ポイントを押さえましょう。

造設前のインフォームドコンセントでは、胃ろう造設における

"倫理的側面からの適応"についても確認していきましょう。

実際に使用している造設の説明書・同意書を掲載しています。

患者さんや家族には
どう説明すればいいの?

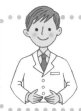

胃ろうは栄養ルートの一手段。
その胃ろうは、患者さんの生活にとって必要なのか?　何を目的に造設するのか?　をしっかり伝えなくてはなりません。

インフォームドコンセントが必要な項目

インフォームドコンセントは、可能ならば複数回行うことが望ましいと考えています。

基本的に、インフォームドコンセントは医師が行いますが、患者さんやご家族は、医師の説明では十分わからないこともあるでしょう。また、聞きにくいこともあるかもしれません。看護師がその部分を聞き出し、不安のない状態にすることが大切です。

医学的な検討として、解剖学的評価、栄養評価、嚥下評価を行い、AHNの導入基準 (p.17参照) に沿って提案し、患者さん側と話し合います。

倫理的な検討として、ご本人・ご家族の意思を確認します。この際に筆者らは、「胃ろうをはじめとするAHNのジレンマ」の説明を行います (p.24参照)。そして、「胃ろう造設後の生活をどのように行っていくのか」などについても、この際に話し合います。

医学的・倫理的に相方で検討し、合意した上での手術となります。

看護師の立場からは、患者さんとご家族の目線で、下記の点についてしっかりと理解できているかどうかの確認が必要です。

・胃ろうとは何なのか?
・どうして胃ろうが必要なのか?　ほかの選択肢はないのか?
・患者さんや家族のQOLを向上させるものであるのか?
・どんな種類の胃ろうを選ぶのか?
・どの術式で胃ろうが造られるのか?

誰のための栄養補給 (胃ろう) なのかを考える

すべての医療・療養は、本人のために行われなくてはなりません。胃ろうの適応についても同じです。

1) 本人が自分で考えられる場合:
　　・自分の意思を明らかにしておくことが大切

　　　　自分のために

　　　　家族のために

２）本人の意思を家族が代わりに判断する場合：

　　　・事前に意思を推察する

　　　・本人にとっての最適な方法は何か、皆で考える

NST（栄養サポートチーム）に活躍してもらおう！

医療において、**インフォームドコンセント**が大切であるといわれています。インフォームドコンセントとは「説明と同意」ですが、胃ろうについても同様のことが必要です。

胃ろう患者さんにおいては、主治医と胃ろう造設医師が異なります。ここ数年間、胃ろう造設医師が中心となって胃ろうの啓発活動を行い、主治医である神経内科、呼吸器内科、脳神経外科、耳鼻咽喉科、小児科などの医師に、胃ろうの有用性について伝達してきました。しかし、主治医と胃ろう造設医師の間ではいまだに認識の違いがあります。このことは、海外に比べて日本の胃ろうの普及が遅れた原因の1つだとも考えられています。

その一方で、胃ろう造設医師が造設のみを引き受け、その後の十分な伝達やフォローアップができていない病院も多いのではないかと懸念されます。

その架け橋となる存在が、院内の**NST**（栄養サポートチーム）です。NSTとは、胃ろう患者さんに限らず、入院中の患者さん全員の栄養状態を管理するチームのことであり、多職種で構成されています。院長直属のチームになっている病院が多く、十分な権限を持ち、病院の医師が専門分業化されて縦割り診療をする中で、仲を取り持つ横串のようなはたらきをします（p.157参照）。

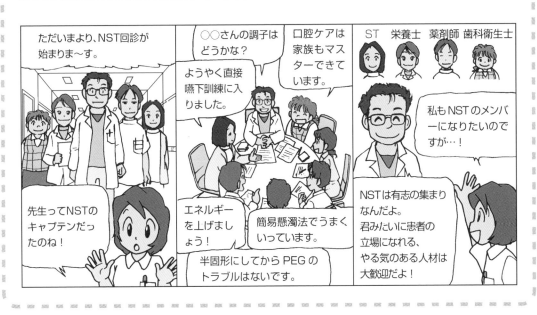

胃ろうをはじめとするAHNのジレンマ

　「高齢者へのPEGは延命治療」との声をよく聞きます。一方で、経口摂取とPEGの併用で、穏やかに在宅療養を続けている高齢者もいます。本当はどっち？　そんな疑問に答えるのが"**PEGのジレンマ**"の概念図です。

　経口摂取量が減って必要エネルギーの半分しか摂取できない患者さんがいるとします。縦軸はQOL、横軸は時間です。PEGを選択しなかった場合に比べ、PEGを選択すると傾きがゆるやかになります。栄養学的な問題が解決するので、生命予後が確実に延びるからです。QOLを考えた場合、経口摂取が可能な時間、あるいは家族や大切な人との意思疎通が可能な時間も延びるので（期間A）、このことがPEGの最大の意義といえるでしょう。ところが、経口摂取ができず経腸栄養だけになる時間や、意思疎通が図れずいわゆる「寝たきり」になる時間もその先に存在し、しかも逆にPEGによって大幅に時間が延びる可能性が出てきます（期間B➡B'）。

　われわれは、これらを"PEGのジレンマ"と呼び、もしPEGが選択されたら、PEG管理、栄養管理、口腔ケア、嚥下リハビリテーションといった、QOL向上を図るアプローチを多職種で行うことによって、このジレンマの克服を目指す（期間A➡A'、期間B'➡B"）──そんな姿勢が必要だと考えています。〈国立病院機構東近江総合医療センター 消化器内科医長　伊藤明彦〉

▼PEGのジレンマ（概念図）

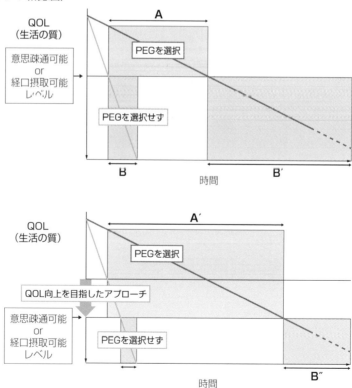

胃ろう造設（PEG）の前に
必要なことがいくつかあります

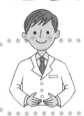

院内PEGクリニカルパス（p.152参照）を見ながら、漏れのないように
チェックする必要があります。説明していきましょう。

術前検査

採血検査にて患者さんの栄養状態を把握することが必要です。胃ろう造設はわずか15分間とはいえ、栄養状態の悪い患者さんには大きな負担になります。

経鼻胃管より300mlの空気を注入して腹部単純X線を撮影することで、解剖学的に造設可能かどうかの判断を行います。これで判断できないときは、腹部超音波検査（エコー）、腹部CT、内視鏡検査を加えることになります。

全身状態が良くない場合は、まず経鼻胃管を行い、下痢や嘔吐をせずに経腸栄養ができるかどうか確認することも必要です。他の栄養療法も用いながら、状態をある程度回復させたあと、もしくは回復の見込みがある場合に、胃ろう造設を推奨しています。

▼術前の検査・確認事項

- ☑ 胃食道逆流
- ☑ 腹部手術歴
- ☑ VPシャント
- ☑ 採血・採尿・喀痰培養
- ☑ X線検査（胸・腹）
- ☑ 上部内視鏡・上腹部CT
- ☑ 出血時間
- ☑ 感染症（　　　　　）

術前確認事項

　抗血栓治療中の場合は、薬剤を中止することで当該疾患の悪化する可能性がある一方、継続したまま手術すれば出血の合併症が危惧されます。

　便秘により大腸が拡張し、胃の前面に大腸が重なることも少なくありません。下剤や浣腸にて排便コントロールをする必要があります。

　「胃ろう造設が安全に行えるか？」、「どの術式、どの種類のPEGカテーテルが適しているか？」、「胃ろうの造設位置は適切か？」などを十分吟味することが大切です（p.28参照）。このうち造設位置については、しわの部分にPEGカテーテルがあるとスキントラブルが多くなるので、座位や半座位になったとき、しわの部分にこないかどうかを調べます。具体的には、術前に患者さんに座位、半座位など様々な体位をとってもらい、しわができる部位にマークをつけます。

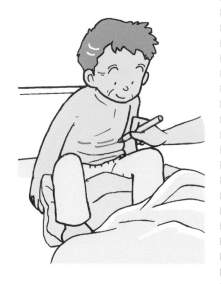

▼術前確認事項（薬剤関係）

☑ 抗凝固剤中止
☑ 便秘時：前日夕方 ラキソベロン® 10滴内服
☑ 便秘時：当日朝 GE（60）

口腔ケア

　術前の口腔ケアは特に重要です。十分な口腔ケアができていないと、口腔内細菌数は数千億～1兆にもなるといわれています。胃ろう造設によって免疫力低下、唾液の分泌低下が加わり、誤嚥性肺炎を含む口腔内細菌関連疾患の発症可能性が高まります（p.132参照）。

　口腔内汚染が強い場合は、造設方法（p.28参照）としてイントロデューサー原法またはイントロデューサー変法を選択することが望ましいとされています。プル・プッシュ法では、PEGカテーテルが口腔内を通過するため、口腔内細菌がろう孔の創感染の原因菌になる可能性があるためです。感染防止キットも販売されています。

☑ 専門的口腔ケア（歯科衛生士による）

胃ろうはどうやって造るの？

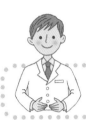

胃ろう造設は、腹壁を切開してろう孔を作成し、ろう孔に管を通す手術です。

胃ろう造設には、開腹、腹腔鏡、内視鏡などのサポートが必要

胃ろう造設術は、開腹、腹腔鏡、透視、超音波、内視鏡、もしくはそれらを組み合わせて観察しながら行います。内視鏡下に行う胃ろう造設術が、本来の意味でのPEG（Percutaneous Endoscopic Gastrostomy：経皮内視鏡的胃ろう造設術）です。

▼胃ろう造設時のサポート方法の組み合わせパターン

	内視鏡	透視（X線）	超音波（エコー）	腹腔鏡	開腹
①	○				
②	○	○			
③	○		○		
④	○			○	
⑤	△				○

PEGの手技の種類

PEGは、基本的に局所麻酔のみで行う、15分程度の手術です。以前は口からの太い内視鏡を用いていましたが、最近は経鼻内視鏡（鼻から挿入する細い内視鏡）が普及し、患者さんの苦痛も軽減できています。

術式は大きく3つ──プル・プッシュ法、イントロデューサー原法、イントロデューサー変法に分けられます。このうちプル・プッシュ法は、プル法とプッシュ法の総称です。この2つは共通点が多く、1つにまとめられます。

	プル・プッシュ法	イントロデューサー原法	イントロデューサー変法
カテーテルの種類	バンパー型	バルーン型	バンパー型、バルーン型
カテーテルの太さ	太い（14〜24Fr）	細い（11〜20Fr）	太い（12〜24Fr）
内視鏡咽頭通過回数	2回	1回	1回
カテーテルの咽頭通過	あり	なし	なし
胃壁固定	必要に応じて	必須	必須
難易度	比較的容易	容易	熟練を要す
咽頭MRSA保菌者	△	○	○
咽喉頭がん・食道がん	×	○	○
腹水	△（胃壁固定要）	○	○
減圧目的	○	×	△
出血傾向	○	△	△
半固形化栄養	○	△	○
PEG-J予定	○	×	△

PEG造設方法は3種類。
それぞれの特徴を勉強しましょう。

先輩ナース

プル・プッシュ法

▼プル・プッシュ法の術式簡略図

①内視鏡を挿入

内視鏡からの送気により胃を拡張し、胃壁と腹壁を密着させます。

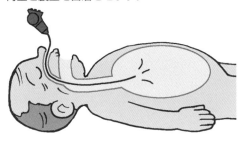

②ガイドワイヤーを挿入

外筒付きの針を使って胃内へガイドワイヤーを挿入し、内視鏡で把持します。

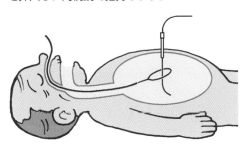

③ガイドワイヤーを導出

ガイドワイヤーを把持したまま内視鏡を抜去し、ワイヤーを口腔から体外へ導出します（経鼻内視鏡は口腔内で反転可能）。

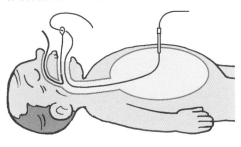

④-1　プル法

ガイドワイヤーを利用してPEGカテーテルを引き出します。

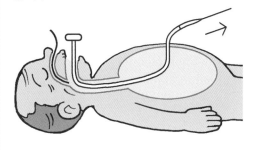

④-2　プッシュ法

ガイドワイヤーを利用してPEGカテーテルを押し入れます。

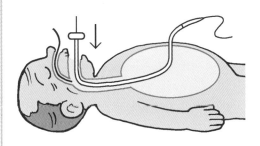

⑤PEGカテーテルを留置

内部ストッパーが胃壁に圧迫なく密着する位置にPEGカテーテルを固定し、外部ストッパーを装着して造設完了です。

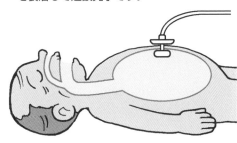

イントロデューサー原法

▼イントロデューサー原法の術式簡略図

①内視鏡を挿入

内視鏡からの送気により胃を拡張します。

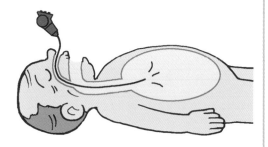

②胃壁を固定

穿刺予定部位周辺の胃壁と腹壁を固定します。

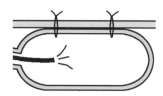

③トロカール針を刺入

シース（筒）を装着したトロカール針を、腹壁から胃内へ刺入します。

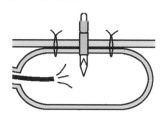

④内針を除去

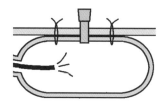

⑤PEGカテーテルを挿入

シースの中にPEGカテーテルを通します。

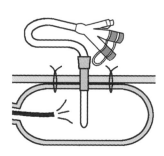

⑥バルーンを膨らませる

PEGカテーテルの胃内への挿入後、バルブからシリンジで蒸留水を入れ、バルーンを膨らませます。

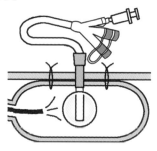

⑦PEGカテーテルを留置

シースを外し、外部ストッパーを装着して造設完了です。

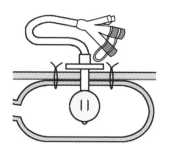

イントロデューサー変法

▼イントロデューサー変法の術式簡略図

①内視鏡を挿入

内視鏡からの送気により胃を拡張します。

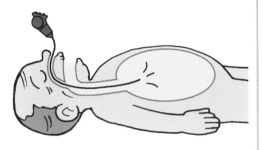

②胃壁を固定

穿刺予定部位周辺の胃壁と腹壁を固定します。

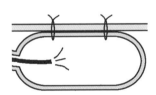

③ガイドワイヤーを挿入

外筒付きの針を使って、胃内へガイドワイヤーを挿入します。

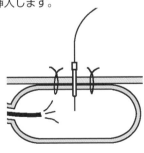

④ろう孔を拡張

ガイドワイヤーに沿わせてダイレーターを挿入し、ろう孔を拡張します。

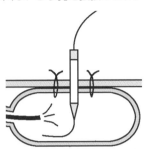

⑤PEGカテーテル挿入

PEGカテーテルのボタン部分を、オブチュレーターによってまっすぐに伸ばした状態で挿入します。

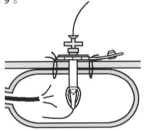

⑥PEGカテーテルを留置

オブチュレーターとガイドワイヤーを抜去して造設完了です。

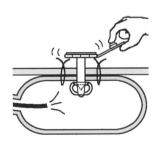

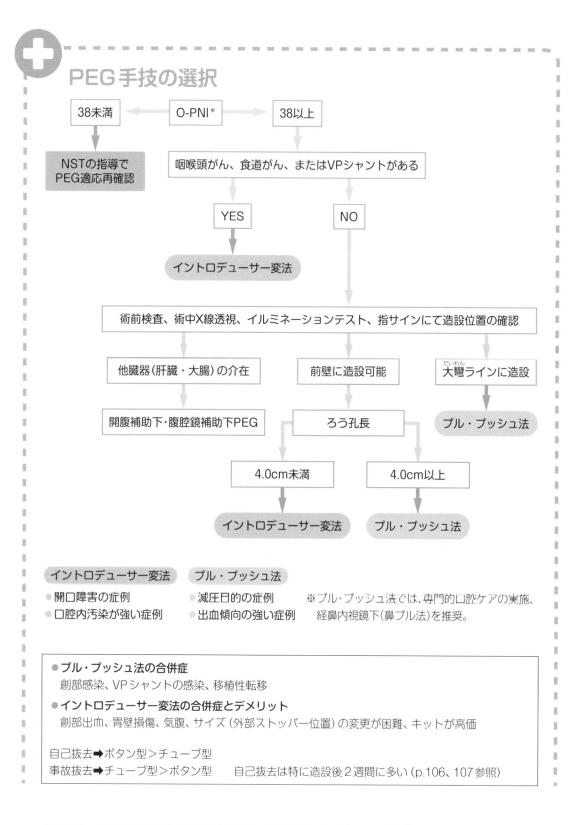

PEG手技の選択

```
              38未満  ←── O-PNI* ──→  38以上
                │
                ▼
         NSTの指導で              咽喉頭がん、食道がん、またはVPシャントがある
         PEG適応再確認                     │                    │
                                        ▼                    ▼
                                       YES                   NO
                                        │                    │
                                        ▼                    │
                              イントロデューサー変法            │
                                                             ▼
                        術前検査、術中X線透視、イルミネーションテスト、指サインにて造設位置の確認
                                │                    │                    │
                                ▼                    ▼                    ▼
                    他臓器（肝臓・大腸）の介在      前壁に造設可能         大彎ラインに造設
                                │                    │                    │
                                ▼                    ▼                    ▼
                 開腹補助下・腹腔鏡補助下PEG          ろう孔長           プル・プッシュ法
                                                │          │
                                                ▼          ▼
                                          4.0cm未満    4.0cm以上
                                                │          │
                                                ▼          ▼
                                   イントロデューサー変法  プル・プッシュ法
```

イントロデューサー変法	プル・プッシュ法	
● 開口障害の症例	● 減圧目的の症例	※プル・プッシュ法では、専門的口腔ケアの実施、
● 口腔内汚染が強い症例	● 出血傾向の強い症例	経鼻内視鏡下（鼻プル法）を推奨。

● **プル・プッシュ法の合併症**
　創部感染、VPシャントの感染、移植性転移

● **イントロデューサー変法の合併症とデメリット**
　創部出血、胃壁損傷、気腹、サイズ（外部ストッパー位置）の変更が困難、キットが高価

自己抜去➡ボタン型＞チューブ型
事故抜去➡チューブ型＞ボタン型　　自己抜去は特に造設後2週間に多い（p.106、107参照）

＊ **O-PNI**　予後推定栄養指数（小野寺ら）のこと。計算式は次ページのコラムを参照。
＊ **血清アルブミン**　アルブミン測定法が、全国的に安価だが一部グロブリンを含むBCG法から、BCP改良法へ切り替えられている。アルブミン3.5以下の低値になると乖離幅が0.3となり、BCP改良法をBCG法に換算するには、＋0.3が推定値になる（O-PNIについても、アルブミン3.5以下では＋3）。3.6以上では、差はないとされている。

PEGも侵襲を伴う手術です。栄養状態があまりにも不良であると、合併症が発生したり、せっかく造設した胃ろうからの栄養が開始できない人もいます。栄養状態が回復してから、もしくは回復する見込みがある患者さんを対象とすることが大切だといえます。

咽喉頭がん・食道がん症例では移植性転移を、VPシャント症例では感染を避けるため、イントロデューサー変法を選択します。これらの症例以外では、術前検査、術中のX線透視等によって造設位置を確認し、他臓器が介在する場合は開腹補助下PEG・腹腔鏡補助下PEG、血流が豊富な大彎ラインもしくは後壁に造設する場合はプル・プッシュ法とします。前壁に造設可能な場合、ろう孔長4.0cm未満なら5.5cmまで対応できるイントロデューサー変法、斜めのろう孔や肥満などのために4.0cm以上ある場合は、サイズ調整が可能で適度な圧迫により適切な長さのろう孔を形成できるプル・プッシュ法を選択します。術前に判断すべき項目として、大腸がん等により腸閉塞を起こしていて減圧目的の症例、抗血栓療法を中止できないなど出血傾向の強い症例ではプル・プッシュ法、開口障害症例および口腔内汚染が強い症例ではイントロデューサー変法が、それぞれ推奨されます。

なお、カテーテルの選択は、患者さんもしくは日頃のケアをしているご家族の希望に基づきます。また、従来、チューブ型のほうが抜去の危険が高いとされていますが、筆者らの経験では、術直後の創部の痛みが残る状態ではボタン型が多いようです。これは、カテーテルが短くてあそびがなく、引っ張るとすぐ抜けるため、患者さんが自分で抜く自己抜去が多いためです。その点、チューブ型は長くてすぐには抜けず、患者さんが痛みを感じて引っ張るのをやめるため、自己抜去が少ないと考えられます。つまり、自己抜去はボタン型、事故抜去はチューブ型で起きやすいと考えられます。管理する側さえ注意していれば、体位変換時などに抜けてしまう事故抜去のリスクは少なくなります。実際、チューブ型で造設した場合は、管理が楽なので交換時もチューブ型を希望されることが少なくありません。自身で注入する場合もチューブ型のほうが操作しやすく、好まれます。

column

O-PNI（予後推定栄養指数）を胃ろう造設に活用してみよう

O-PNIとは、もともと外科的治療の予後推定指標として小野寺らが用いたものですが、その算出の簡便さや信頼性の高さから、栄養療法でも広く用いられるようになりました。特に、胃ろうの適応判断には有用です。胃ろう造設時のO-PNIが38以上と38未満では、生存率に明らかな有意差が認められています。栄養の評価として、まずはO-PNIを算出してみましょう。

38以上で胃ろうを造設。38未満であれば、2～4週間の栄養療法にて、栄養状態の回復の見込みのある方に胃ろう造設を行うことが望ましいと考えられます。

もちろん、胃ろうの造設後にも、栄養状態の把握に活用されます。次に示す簡単な計算式で求められるので、活用してみてください。

O-PNI＝（10×血清アルブミン＊〔BCG法〕）＋（0.005×総リンパ球数）
（胃ろうの適応判断：O-PNIが38以上）

〈石塚内科クリニック　奥村有史〉

胃壁固定には鮒田式胃壁固定具が用いられます

　イントロデューサー原法やイントロデューサー変法では、腹壁からの穿刺時に、腹壁と胃壁が離れてしまうのを防ぐため、**胃壁固定法**が必要です。

　胃壁固定具として広く用いられている鮒田式胃壁固定具(1993年〜)では、ろう孔から2〜3cm離れた部位に3点あるいは4点の固定を行います。これにより、ろう孔周囲の胃壁と腹壁がろう孔の全周にわたり癒着し、点ではなく面での固定になるとされています。

　基本的に胃壁固定は、把持部で先端からループ(輪)を出し入れできる針(ループ導入針)と、縫合糸を胃内に挿入する針(縫合糸導入針)の2本を使用します。まず、1本ずつもしくは一度に2本の針を腹壁から胃壁へと穿刺(=突き刺すこと)します。内視鏡で2本の針が穿刺されたことを確認してから、ループ導入針の把持部を押し込んで、胃内で先端からループを広げます。このループが、もう1本の縫合糸導入針の具上をかぶっくいることを確認しくから(**画像1**)、縫合糸を挿入しくルーノを通過させます(**画像2**)。ループ導入針の把持部を引き上げると、ループは縫合糸をしっかりつかんだ状態で針内に収納されます。このまま2本の針を(内筒と外筒を同時に)引き抜くと、縫合糸が完全に体外に引き上がります。その後、把持部を押し込んで縫合糸をループから抜き、結紮します(**画像3**)。

　鮒田式胃壁固定具は改良が重ねられ、今日では、片手操作により結紮糸を胃内に送り込むことのできる「鮒田式胃壁固定具Ⅱ」に進化しています。

▼胃壁固定具

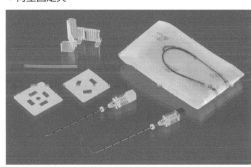 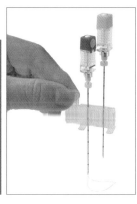

▼画像1

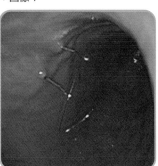

▼画像2

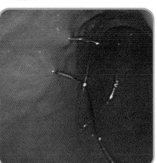

▼画像3

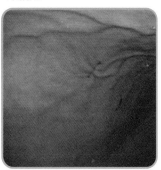

胃ろうが造れない患者さんにはPTEGを！

「胃の前に大腸がかぶっている」「胃切除術後」「腹水貯留」などの理由で、経鼻胃管を長期間（4週間以上）入れ続けられている患者さんには、**経皮経食道胃管挿入術**（Percutaneous Trans-Esophageal Gastro-tubing：PTEG）がおすすめです。左鎖骨上（首の付け根あたり）から食道へのろう孔を造る手術です。

鼻から、バルーンのついたチューブを挿入し、食道内で膨らませます。体外式超音波でバルーンを確認し、穿刺針で穿刺します。ガイドワイヤーをバルーン内に挿入し、ガイドワイヤーを胃内へ誘導します。ガイドワイヤーに沿って穴を広げ（ダイレーション）、専用の胃管チューブを挿入する――というものです。

▼X線透視画像（イメージ）　　▼超音波画像（イメージ）　　▼PTEGにおけるチューブ留置

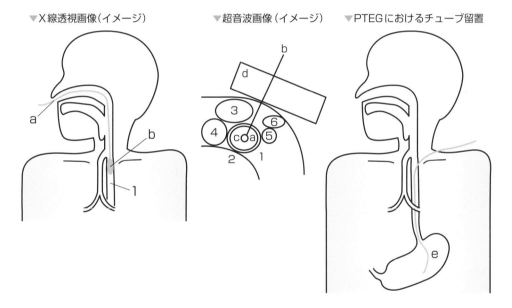

a＝非破裂型穿刺用バルーン（Rupture-Free Balloon：RFB）、b＝穿刺針、
c＝RFB内のカテーテルシャフト、d＝超音波プローブ、e＝留置チューブ
1＝食道、2＝頸椎椎体、3＝甲状腺、4＝気管、5＝頸動脈、6＝頸静脈

〈社会医療法人誠光会 草津総合病院 消化器内科　島本和巳〉

胃ろう造設時は
何に気をつければいいの？

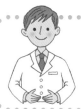

PEGであれば、トラブルがなければ15分程度の手術です。しかし、患者さんにとっては一生に一度の手術です。少しでも不安が少なくなるように、しっかりと準備をしなければなりません。

胃ろう造設の行われる場所は？

胃ろう造設を行う場所は、施設によって様々です。内視鏡室を利用したり、手術室や透視室（レントゲン室）で行うこともあります。内視鏡を使う手術のため、まずは一般的な内視鏡検査の準備が必要です。

患者さんの当日の準備は？

患者さんの食事（経管栄養）は当日朝より絶食とし、朝の薬は起床時に内服します。また、当日より2日間、末梢持続点滴を行います。抗生剤の点滴投与は、当日の術直前と眠前の2回および翌日2回の2日間としています。

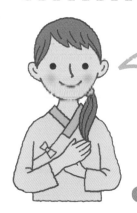

胃ろうってどこで造設するんですか？

病院によって内視鏡室や手術室、レントゲン室など様々な場所で行われます。

患者さん

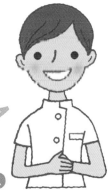

先輩ナース

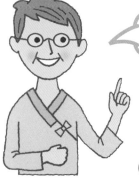

当日はどんな準備が必要ですか？

朝から食事を抜いて薬を内服しておきます。また点滴を行います。

患者さん

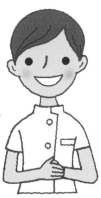

先輩ナース

胃ろう造設時の部屋の準備と使用物品の準備

意志の疎通ができなかったり、開口できない患者さんにも対応できるよう、開口器やゴム付きのマウスピースも用意します。術前に、口腔ケアがきちんとできているかを確認し、術中に口腔内吸引をするためのルートとして、マウスピースをくわえていただきます。内視鏡は、経鼻ルートを選択します。

また、高齢者が対象となることが多いため、鎮静剤使用の有無にかかわらず、パルスオキシメーター、自動血圧計を必ず準備しておかなければなりません。これは通常の内視鏡検査のときも同様ですが、緊急対応物品（心肺蘇生用具など）は即座に使用可能な状態であることを点検しておくことが大切です。

ほかに、清潔エリアを確保するための滅菌シーツや術者用のガウン、口腔内吸引に必要な物品も、術前に準備しておきます。

メーカー各社とも、PEGキットとして必要物品がセットになっています。使用キットによりセット内容が異なるので、術前の確認が必要です。

▼胃ろう造設時の部屋と使用物品の準備例

【部屋の準備】	【使用物品の準備】		
・通常の内視鏡の準備	・滅菌シーツ	・消毒液	・滅菌手袋
・パルスオキシメーター、自動血圧計	・10mlシリンジ	・針	・メス
・口腔内吸引の準備	・局所麻酔薬	・ペアン鉗子	
・緊急対応の準備	・剪刀	・滅菌ガーゼ（割ガーゼも）	
（緊急薬品、蘇生用具、酸素など）	・胃壁固定具	・スネア	
・滅菌シーツ	・縫合糸（2号ナイロン）		
（器械台に広げて清潔エリアを確保する）	・造設キット		
・記録用紙等	・内視鏡に必要な物品		
	開口器、マウスピース、キシロカインゼリー、		
	ガスコン水、20mlシリンジ		
	・鎮静に必要な物品		
	鎮静に必要な薬剤、各種シリンジ		
	・ウロバッグ		

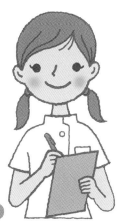

造設時に慌てることがないように、しっかり準備することが大切なのですね！

新人ナース

胃ろう造設術中のスタッフの役割

術中は医師2人、看護師2〜3人で動きます。医師の1人は患者さんの頭側で内視鏡を操作し、もう1人（イラスト左側真ん中の人）は清潔になり、患者さんの右側から腹部の穿刺役となります。

看護師は、患者さんの頭側、足側、外回りの3人が基本で、足側と外回りは1人で行うこともあ

ります。術中は、2人の医師は手術に集中しており、モニターや手術野から眼を離せません。

どのスタッフも声かけやボディタッチが重要で、意志の疎通が難しい患者さんに対してもリラックス効果があります。

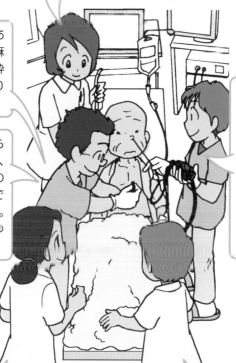

経鼻内視鏡により内視鏡検査自体はあまりつらくないものになりましたが、背臥位(はいがい)での手術のため、口腔内の吸引を適宜行いながら患者さんの表情を観察し、変化があれば医師に報告します。

穿刺時には強い痛みがあるため、穿刺前の局所麻酔（歯を抜くときの麻酔と同じもの）をしっかり行います。

造設後は、PEGカテーテルが留置できたこと、止血できていることを確認し、内視鏡を抜いていきます。口腔内の吸引を徹底して行い、PEGが無事に終了したことを患者さんに伝え、全身状態に変化がないかを確認します。

終了後は、造設部位からの出血の有無を確認し、外部ストッパーと腹壁の間に割ガーゼを挟んでしっかりと圧迫します。術後24時間で圧迫はゆるめます。

モニターで血圧・酸素飽和度を見ながら、異常があれば医師に伝達します。医師の指示に従い、物品の開封やスネアを握るなどの介助、点滴のスピード調節を行います。また、鎮静を行うときは、鎮静に必要な薬剤の投与も行います。

患者さんが足や体を動かさないよう、必要に応じて足や手を握ります。

▼PEG術直後の看護

- ・口腔内吸引の徹底
- ・バイタルサイン、全身状態の確認
- ・造設部位からの出血の有無の確認
- ・PEGカテーテルの開放
- ・記録（カルテ、内視鏡伝票の記載）
- ・造設カテーテルの種類、サイズの記録（患者カードの記入）
- ・病棟看護師への申し送り

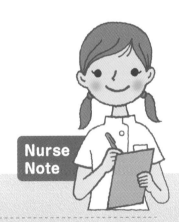

Nurse
Note

PEG術直後、術後のナーシング

　術中は内視鏡から空気が入ります。術直後は胃の動きも悪くなり、嘔吐の原因にもなります。そのため、ボタン型であっても、術後24時間は接続チューブ（減圧用）をつなげた状態で開放（ウロバッグにつなぐ）にしています。仮に胃内で出血が起こっても、すぐに判断できます。

　また、術後1週間は痛みもあり、知らない間に手が行くこともあるので、術直後から腹帯を着用していただいています。

　術後は、患者さんの全身状態の観察——発熱、腹痛、嘔気・嘔吐、出血（ガーゼ汚染、胃内容確認）など——および創部の観察は大切です。術後からの割ガーゼによる創部圧迫中は、医師の指示なく圧迫を解除してはいけません。そして、圧迫解除（多くは術後24時間後）のあとは、出血の有無、PEGカテーテルが抵抗なく回転・上下動することを日に数回確認しましょう。

胃ろう造設術後の合併症と対策

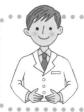

PEGは内視鏡を使った手術です。術中・術後に合併症が起こることがあります。合併症には、誤嚥性肺炎、出血、他臓器穿刺、創部感染やろう孔感染、腹膜炎などがあります。

胃ろうは、術後1〜2週間かけてようやく完成する

胃ろう造設術は、かつては開腹手術で、胃に切開を加え、チューブを挿入し、胃壁と腹壁を縫い合わせていました。PEGにおいては、内視鏡から胃に空気を入れて胃を拡張し、胃壁と腹壁を密着させて、その密着した部分にPEGカテーテルを挿入します。そして術後24時間、内部ストッパーと外部ストッパーで胃壁と腹壁を密着させた状態を維持することにより、ろう孔（胃ろう）が完成します。つまり、PEGにおいては手術だけでろう孔が完成するわけではありません。胃壁固定具を使って胃壁と腹壁を糸で縫い合わせることで、強固なろう孔を目指しますが、術後24時間は内外部のストッパーでしっかりと圧迫することが最重要となります。

そして、1〜2週間の間、胃壁固定をしておくことで、強固なろう孔が完成します。

その一方で、内部ストッパーと外部ストッパーによる強い圧迫状態が過度に長時間にわたると、血流不足となってろう孔の炎症を起こすので、24時間後には解除しなければなりません。

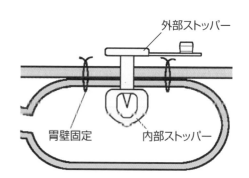

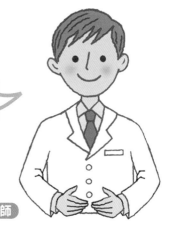

内部ストッパーと外部ストッパーの圧迫（割ガーゼ）の程度（強さ・期間）は、術者の技量が問われるところです。

医師

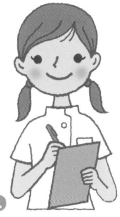

強固なろう孔が完成するまでの2週間は、最も重要な時期なんですね！　重篤な合併症が起こらないように、しっかり観察します！

新人ナース

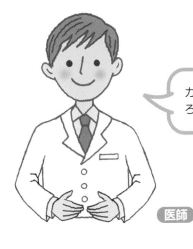

カテーテルの逸脱・抜去が起これば、まだ完成していないろう孔は胃壁と腹壁が離れ、腹膜炎を引き起こします。

医師

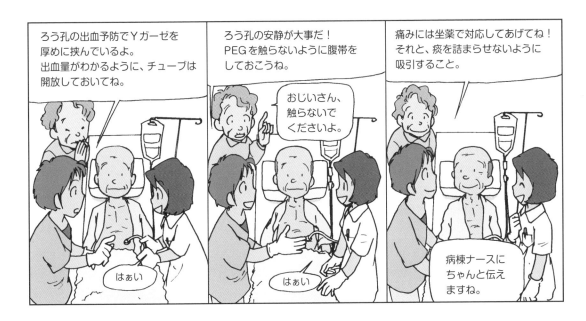

ろう孔の出血予防でYガーゼを厚めに挟んでいるよ。
出血量がわかるように、チューブは開放しておいてね。

ろう孔の安静が大事だ！
PEGを触らないように腹帯をしておこうね。

おじいさん、触らないでくださいよ。

はぁい

痛みには坐薬で対応してあげてね！
それと、痰を詰まらせないように吸引すること。

病棟ナースにちゃんと伝えますね。

はぁい

術後の処置はいつまで、どうすればいいの？

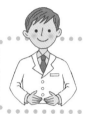

術前術後に質の高い管理を効率的に、かつ安全・適正に提供するため、クリニカルパスを使用するのがお勧めです（p.152参照）。

術後の処置について

●疼痛管理

造設後1〜2週間は創部の痛みが続くため、患者さんとの意思疎通が困難な場合は、自己抜去が起こりやすい時期です。特に、それまでにも経鼻胃管を自己抜去したことがある患者さんであれば、この2週間は特にしっかりと腹帯を巻き、場合によっては手が行かないように工夫します。痛みに対しては坐薬などで対応します。そういった痛みのコントロールが適切にでき、約2週間経って痛みがなくなれば、患者さんの手がろう孔部へ行くことは自然になくなります。

創部に痛みがある2週間は、咳をしても創部にひびくという患者さんの声も聞きます。咳を出せず、痰の喀出が不良になれば、当然ながら肺炎のリスクも増えるので、その間には痰や唾液の定期的な吸引も大切です。また、術後も術前と同様に口腔ケアを行うことが大切です。

☑ 創部痛鎮痛剤（ボルタレン®サポ®　mg）
☑ 疼痛（無・有）
☑ 疼痛時；鎮痛剤の使用　無・有（　　　）

●点滴・抗生剤

末梢持続点滴は、2日間（当日・翌日）行います。抗生剤の点滴投与は、当日の造設直前と眠前の2回および翌日2回の2日間としています。以前は創部感染・誤嚥性肺炎予防のため長期に投与する病院もありましたが、口腔ケアの徹底、経鼻内視鏡検査の使用、イントロデューサー変法の採用により、長期間の抗生剤投与の必要性はなくなりました。

☑ ルート確保 午前10時（右側）
☑ ルート確保時に抗生剤（1時間で）

PEG直後の下痢は、抗生剤に伴う下痢の可能性も考えられます。下痢の原因別の適切な対応が必要です（p.112参照）。

●創部の消毒

創部の消毒も以前は1週間にわたって行っていましたが、消毒が創部の治癒を遅らせるため、現在は2日間（当日・翌日）としています。3日目以降は微温湯による洗浄と拭き取りを行います。

☑ PEGの処置
☑ Air確認
☑ 消毒・ガーゼ交換
☑ バンパーゆるめる

●安静度・保清（ほせい）

トイレ歩行が可能または座位のとれる患者さんであっても、術後24時間は極力ベッド上で安静とし、24時間以降にトイレ歩行をOKとしています。

胃壁固定を行った場合は、1週間後の抜糸まではガーゼで保護します。全身状態に問題がなければ、1週間以降はシャワーOKとし、2週間以降は入浴もOKです。

☑ ベッド上安静
☑ ベッド上安静（トイレのみ可）
☑ 入浴（可・不可）
☑ 入浴禁止

✚ 注入開始時期について

術翌日：白湯（さゆ）を100mlゆっくり滴下します。
術後2日目：少量より開始し（倍希釈の栄養剤300〜400mlを1時間に100mlのスピード）、下痢や嘔吐、発熱などのないことを確認しながら徐々に増量していき、10日間程度で必要量に到達できるように計画します。

PEG前に経鼻胃管にて経管栄養をしていた患者さんの多くは、早い段階で目標に達します。一方、経静脈栄養からいきなりPEGの経管栄養に移行する患者さんには、時間をかけます。この場合は急ぐことなく、経静脈栄養の併用により必要水分と必要カロリーをサポートします。また、注入前に減圧にて胃内容の確認を行うようにしています（p.58参照）。

☑ 5%Tzのみ
☑ 注入食再開　内容（　　　　　　　　）
　　　　　　　注入量（　　　：　　　：　　　）

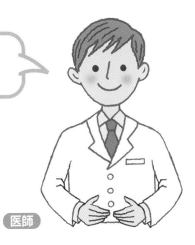

手術後の数日間は腸管の軽い麻痺があるため、いきなり大量の栄養剤を注入するのは危険です。

医師

胃ろう造影は有用

　筆者の勤務する病院では、造設の翌日にPEGカテーテルからの造影検査を行い、患者さんに合った注入の体位や栄養剤の形態を検討します。

- ・胃ろうの造設位置の確認
- ・食道への逆流 (胃食道逆流) の有無
- ・十二指腸への流出の程度

　問題のない患者さんには液体の栄養剤を、逆流のある患者さんには半固形化した栄養剤 (p.90参照) を選択しています。

●参考資料：経皮内視鏡的胃ろう造設術説明書 (例)

※ PDFダウンロードサービスがあります

経皮内視鏡的胃ろう造設術
(PEG : Percutaneous Endoscopic Gastrostomy)
説明書

1）はじめに

　胃ろうは様々な理由で経口摂取できない患者さま (摂食嚥下障害) に施行される経腸栄養法の1つです。以前の胃ろう造設術は外科手術 (開腹手術) でしたが、1979年、Gauderer、Ponskyが、嚥下障害を有する6歳児に内視鏡を用いて非開腹的に胃ろうを造設することを考案しました。その後、より簡便で安全なものに改良が重ねられ、経皮内視鏡的胃ろう造設術 (Percutaneous Endoscopic Gastrostomy: PEG) として、内視鏡医によって造設されるようになってきました。

　本邦においても社会的認知が広まり、ここ数年で急速に症例数の増加がみられています。

2）適応と禁忌

　必要な栄養を自発的に経口摂取できず、4週間以上の生命予後が見込まれる成人と小児です。長期にわたり、経鼻胃管が留置されている患者さまのほとんどがPEGの適応です。

　絶対禁忌は比較的少ないですが、①胃切除後・食道裂孔ヘルニア、②大量の腹水、③肥満、④全身状態不良、⑤高度の出血傾向　などです。

3）準備

術前には採血・レントゲン検査などにてPEGが安全に行えるか、患者さまの状態を把握します。口腔内に雑菌がいることは後のPEG創部感染につながりますので、十分な口腔ケアを行います。術後、胃ろうを守るために腹帯などを購入していただくことがあります。

当日、患者さまの状態を確認。当日は絶飲絶食です。午前11時ごろより点滴を確保し、午後1〜3時に行います。

PEGには医師2名以上、看護師2名以上が必要。循環呼吸状態をモニタリングしながら内視鏡室にて実施します。

前投薬（鎮静剤・鎮痛剤）については患者さまの状況をみて使用しますが、呼吸状態の良くない患者さまが多く、最小限度にとどめています。

4）方法

PEGには3つの方法があります。①イントロデューサー原法、②プル・プッシュ法、③イントロデューサー変法があります。当院では患者さまに一番合った手技を吟味し、選択しています。手術時間は10分〜15分です。

5）偶発症

当院でもこれまで、創部感染と創出血が数％ありました。全国的には合併症の頻度は軽微なものも含めて約20％（死亡率0.6％）です。

代表的なものは誤嚥性肺炎、誤穿刺、創感染、創出血、腹膜炎、下痢、自己（事故）抜去などがあります。

PEGの安全性は確立されてはいますが、偶発症が起こることは皆無ではなく、拡大行為（外科的手術・輸血など）が必要となることがあります。また、PEGはあくまでも栄養状態を良くしていこうという栄養ルートの造設であり、原疾患のサポートはしますが、原疾患に対する直接的な治療ではありません。

6）術後

術後は定期的な観察を行い、2日目より徐々に注入が開始になります（経口摂取が可能な方も開始になります）。7日目にはシャワー可能となり、注入量も決定します。

創部の痛みには個人差はありますが徐々に落ち着きます。1〜3日目は体動や咳こみにより痛みがあります（鎮痛剤を用意しています）。

また、当院ではPEG患者回診（基本的には毎週木曜日）を行い、継続的なケアを行っています。退院後に在宅でPEGを活用管理していただけるように指導します。

令和　　年　　月　　日

処置担当医 ＿＿＿＿＿＿＿＿＿＿＿＿＿＿＿

同意書

病院院長　殿

経皮内視鏡的胃ろう造設術（PEG: Percutaneus Endoscopic Gastrostomy）の実施にあたり、説明書に基づき、現在の病状、その必要性、方法、偶発症の可能性、緊急時の処置について十分納得しましたので、その実施に同意します。

令和　　年　　月　　日

患者氏名　＿＿＿＿＿＿＿＿＿＿＿＿

保護者氏名　＿＿＿＿＿＿＿＿＿＿＿＿　（続柄　　　　）

同意後でも同意を撤回することができます。それにより不利益を被ることはありません。

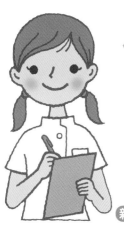

術前の十分な説明を受けることで、患者さんもご家族も安心して手術に臨むことができますね。

新人ナース

chapter 3

知っておきたいPEG
カテーテルと必要物品

胃ろうの管理を行うには、カテーテルの構造を知る必要があります。

使用物品やそのお手入れのコツを知り、

それぞれに合った管理をすることが大切です。

実際に使用している交換の説明書・承諾書などを掲載しています。

適切な管理のために、PEGカテーテルの構造を把握しておこう！

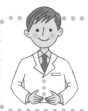

PEGカテーテルは、メーカーによって形や名称が異なる場合もありますが、基本的には同じ構造です。胃ろう管理を行うには、PEGカテーテルの構造を知っておく必要があります。

PEGカテーテルの構造

胃の中にあって外から見えないのが内部ストッパー、外から見えるのが外部ストッパー、そして栄養剤の流れるチューブの3つからできています。PEGカテーテルが腹壁と胃壁を貫いた穴であるろう孔（胃ろう）に入っています。「ピアスがPEGカテーテル、ピアスの穴が胃ろう」とイメージするとわかりやすいでしょう。

内部ストッパーがバルーン（風船）でできているものを**バルーン型**、それ以外を**バンパー型**と呼び、バンパーにはキノコ状やドーム状があります。

外部ストッパーにチューブがついているものを**チューブ型**、外部ストッパーからチューブが取り外せるのが**ボタン型**です。

▼PEGカテーテル

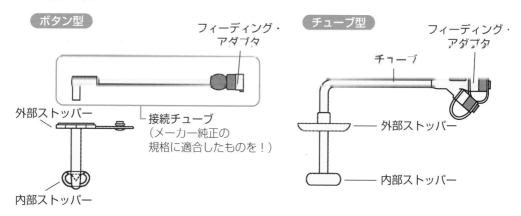

PEGカテーテルの種類

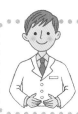

PEGカテーテルは、ボタン型とチューブ型、バルーン型とバンパー型の組み合わせで4種類あります。バルーン型は24時間経てば交換できて1～2カ月ごとの交換が必要、バンパー型は4～6カ月ごとの交換が必要です。

PEGカテーテルの種類別の長所と短所

患者さんの状態、介護者の状況、療養場所などを踏まえ、どのタイプのPEGカテーテルを選択するかが重要です。

▼PEGカテーテルの種類と長所・短所

	ボタン型	チューブ型
バルーン型	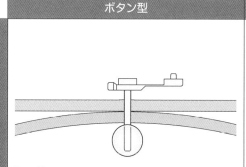[長所] ・バルーン内の固定水を抜いて挿入・抜去するので、交換が容易 ・目立たず、動作の邪魔にならない ・逆流防止機能がある [短所] ・バルーンが破裂することがあり、固定水の定期的な入れ替えが必要（週1回） ・短期間で交換が必要 ・外部ストッパーの位置を変えることができない ・投与時の栄養管との接続に慣れが必要	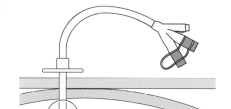[長所] ・バルーン内の固定水を抜いて挿入・抜去するので、交換が容易 ・投与時の栄養管との接続が容易 ・外部ストッパーの位置を変えることが可能 [短所] ・バルーンが破裂することがあり、固定水の定期的な入れ替えが必要（週1回） ・短期間で交換が必要 ・露出したチューブが邪魔になり、外観が悪く、事故抜去が起きやすい ・チューブ内の汚染が起きやすい

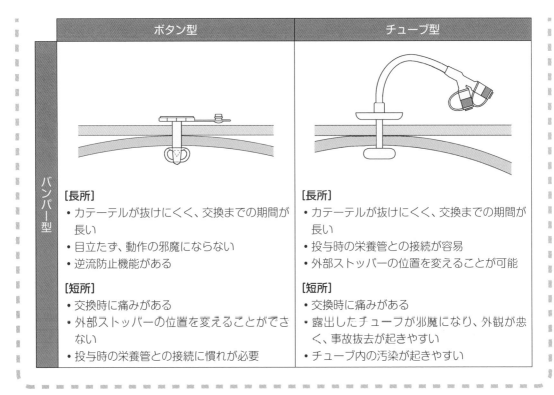

ボタン型	チューブ型
［長所］ ・カテーテルが抜けにくく、交換までの期間が長い ・目立たず、動作の邪魔にならない ・逆流防止機能がある **［短所］** ・交換時に痛みがある ・外部ストッパーの位置を変えることができない ・投与時の栄養管との接続に慣れが必要	**［長所］** ・カテーテルが抜けにくく、交換までの期間が長い ・投与時の栄養管との接続が容易 ・外部ストッパーの位置を変えることが可能 **［短所］** ・交換時に痛みがある ・露出したチューブが邪魔になり、外観が悪く、事故抜去が起きやすい ・チューブ内の汚染が起きやすい

バンパー型

接続チューブの種類と違い

　取り外せるチューブ部分は**接続チューブ**といい、いくつかの種類があります。外部ストッパーに逆流防止弁がついている**ボタン型**には、持続投与用とボーラス＊投与用の2種類のチューブがあります。また、内部ストッパーに逆流防止弁がついているボタン型には、減圧用を加えた3種類のチューブがあります。サイズや形も様々であり、紛失しやすいため注意が必要です。

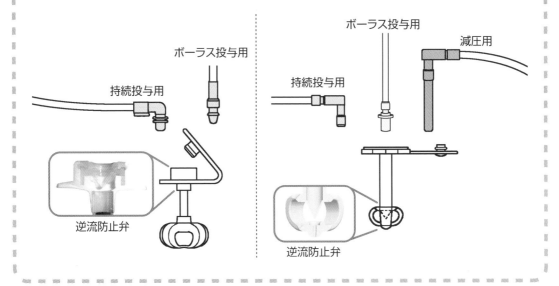

ボーラス投与用

持続投与用

逆流防止弁

ボーラス投与用

持続投与用

減圧用

逆流防止弁

＊**ボーラス**　bolus。「ひと塊」の意味で、短時間に投与する方法。

フィーディング・アダプタ、新規格コネクタ（ISO 80369-3）の特徴

PEGカテーテルで、「体から一番遠方に位置し、栄養管を接続する部分」をフィーディング・アダプタといい、接続チューブでは一体型になっています。ここは日常の管理で最も頻繁に触れるため、キャップがちぎれたり、薬や栄養剤が詰まったりと、様々なトラブルの起こりやすい部分です。チューブ-バンパー型カテーテルのフィーディング・アダプタは、チューブから取り外して汚れや詰まりを掃除することもできます。

2022年11月末で、特殊な例を除き、新規格コネクタ（ISO 80369-3）への移行が完了しています。胃ろうカテーテルの場合、チューブ型ではその接続部分、ボタン型では接続チューブの栄養管との接続部分が変更となります。

新規格コネクタの特徴としては、「オス・メスが逆になった」、「材質が硬くなった」、「ロックできるようになった」ことが挙げられます。これらにより、①栄養剤や薬剤の通過不良、②コネクタ部分の汚染、③薬剤や栄養剤の吸引不良などの問題が改善されています。

また、経腸栄養用のシリンジについては、経腸栄養用シリンジ（ENシリンジ）と呼ばれることになり、旧製品はカテーテルチップ型シリンジという名前で区別されるようになりました。

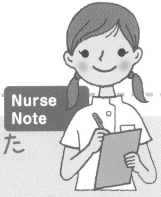

Nurse Note

ナースからみた、患者さんに合った PEGカテーテルの選択

- 在宅療養患者さんで訪問診療中、介護者が病院へ連れていけない場合
  - ➡在宅医が1カ月ごとに在宅で過重なストレスなしで交換できるバルーン型カテーテルを選択
- 特別養護老人ホーム入所中、近隣に専門胃ろう管理者がいる場合
  - ➡バンパー型カテーテルを選択し、エキスパートに半年に1回の交換を依頼
- 在宅患者さんで、チューブがあると無意識に引っ張ってしまう…
  - ➡チューブが取り外せるボタン型カテーテル
- 患者さん自身が自分で注入準備をする場合
  - ➡チューブ型カテーテルを選択

――など、それぞれの患者さんの退院後の生活に合ったPEGカテーテルの選択が必要です。　〈社会医療法人誠光会　草津総合病院　野崎洋美〉

PEG・在宅医療学会において、胃ろう管理の資格認定制度があります。
http://www.heq.jp/qualification.html

胃ろうの栄養剤注入や
胃ろう管理に必要な物品

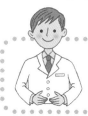

PEGカテーテルだけでは、栄養剤の注入はできません。胃ろう管理の使用物品を知っておく必要があります。

栄養剤注入や胃ろう管理に必要な物品

主な必要物品には次のものがあります。
①イルリガートル（ボトル：1,500円程度）
②栄養管（200円程度）
③経腸栄養用シリンジ〈ENシリンジ〉
　（150円程度）
　これらの物品は、基本的には食器と同じように洗浄して使用するのですが、栄養状態および免疫状態の低下した方に使うため、まさに赤ちゃんの

哺乳瓶のように、清潔への注意を十分に払いましょう。
　プラスチックやゴム、シリコンの部分があるため、煮沸消毒はできません。専用のブラシもあります。まずは食器用洗剤で汚れを洗浄し、希釈＊した次亜塩素酸ナトリウムに1時間浸け置いたあとで自然乾燥させれば、十分に清潔になります。

▼経管栄養時の必要物品

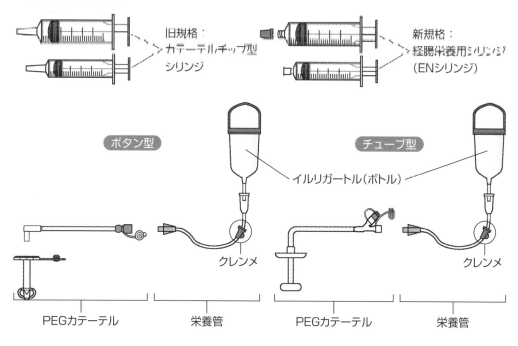

旧規格：カテーテルチップ型シリンジ

新規格：経腸栄養用シリンジ（ENシリンジ）

ボタン型　　　　　　　　チューブ型

イルリガートル（ボトル）

クレンメ

PEGカテーテル　　栄養管　　PEGカテーテル　　栄養管

＊**希釈**　溶液に水や溶媒を加えて薄めること。

相互接続防止コネクタの国際規格：ISO（IEC）80369シリーズ

コネクタの誤接続による医療事故事例が国内外で報告され、これまでも経腸栄養ラインと輸液ラインが物理的に接続できないよう基準を改正するなどの対応がなされてきました。

近年、わが国においても、誤接続防止による医療安全の向上や国際整合による製品の安定供給確保の観点から、国際規格の導入が検討されてきました。

数年にわたって検討が続けられた結果、「相互接続防止コネクタに係る国際規格（ISO（IEC）80369シリーズ）の導入について」（2017年10月4日付医政総発1004第1号、薬生薬審発1004第1号、薬生機審発1004第1号、薬生安発1004第1号通知）が発出され、誤接続防止コネクタの段階的な国内導入が決定されました。

- 新規格製品では、接続の向き（オス・メス）が旧規格製品とは逆になりました。
- 旧規格製品は、特殊な例を除き、2022（令和4）年11月末で、新規格製品に移行しました。
- 特殊な例（ミキサー食を注入されている利用者など）については、旧規格製品の継続が可能となっています。その場合、誤接続防止に細心の注意が必要です。
- 医療品医療機器総合機構のホームページに、特設ページが設けられています。
  https://www.pmda.go.jp/safety/info-services/medical-safety-info/0185.html

▼国際規格ISO（IEC）80369シリーズの対象分野

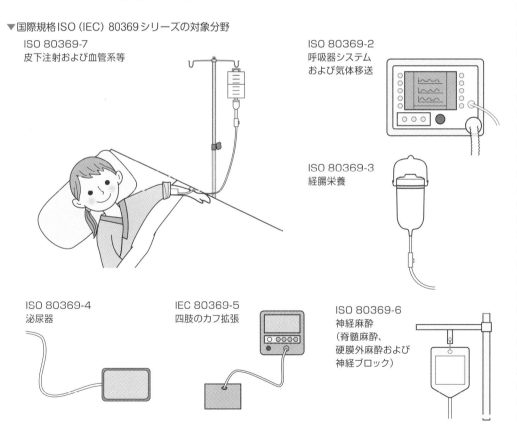

ISO 80369-7
皮下注射および血管系等

ISO 80369-2
呼吸器システム
および気体移送

ISO 80369-3
経腸栄養

ISO 80369-4
泌尿器

IEC 80369-5
四肢のカフ拡張

ISO 80369-6
神経麻酔
（脊髄麻酔、
硬膜外麻酔および
神経ブロック）

▼旧規格・新規格のコネクタと変換コネクタ

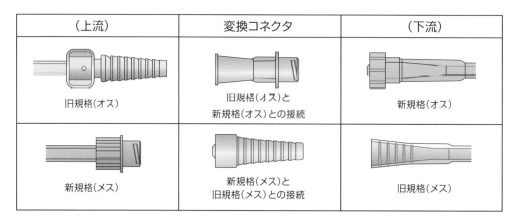

	（上流）	（下流）
旧規格	（オス）	（メス）
新規格 （ISO 80369-3）	（メス）	（オス）

（上流）	変換コネクタ	（下流）
旧規格（オス）	旧規格（オス）と 新規格（オス）との接続	新規格（オス）
新規格（メス）	新規格（メス）と 旧規格（メス）との接続	旧規格（メス）

▼経腸栄養分野における切替えスケジュール

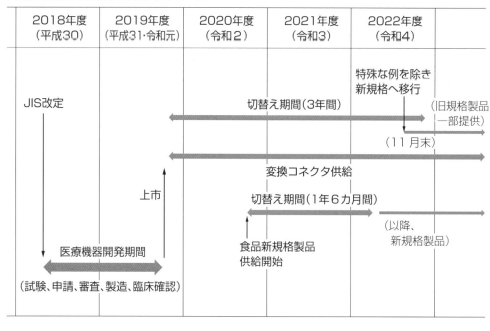

2018年度 （平成30）	2019年度 （平成31・令和元）	2020年度 （令和2）	2021年度 （令和3）	2022年度 （令和4）	

JIS改定

特殊な例を除き
新規格へ移行

切替え期間（3年間）

（旧規格製品
一部提供）

（11月末）

変換コネクタ供給

上市

切替え期間（1年6カ月間）

（以降、
新規格製品）

医療機器開発期間

食品新規格製品
供給開始

（試験、申請、審査、製造、臨床確認）

PEGカテーテルの
お手入れのコツ

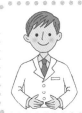

接続チューブは取り外しが可能で、他の物品と一緒に食器洗い用の洗剤で洗い、水でよくすすぎ、塩素系消毒液に浸け置き消毒します（p.102参照）。チューブ型カテーテルやボタン型のボタン部分にはどのようなお手入れが必要なのでしょうか？

✚ チューブ型PEGカテーテルには専用のブラシが便利

バンパー型のPEGカテーテルは、最低でも4カ月間は使い続けなければなりません。しかし、チューブを取り外せないチューブ型では、チューブ部分の汚れが気になるものです。

これについては、専用のクリーニングブラシ（左図）を活用すると、汚れが比較的落ちやすいようです。20Fr以上の太さのカテーテルで使用でき、使用手順は次のとおり。

❶カテーテル内にクリーニングブラシを入れます。同時に水も注入できます。
❷カテーテルの根本までブラシを入れ、カテーテルを指でしごきながら徐々にブラシを抜きます。
❸以上を何回か繰り返します。

なお、特に薬剤が残ることが汚染の原因になることも多いため、栄養剤の注入前に薬剤を注入することを勧めています。

▼クリーニングブラシ

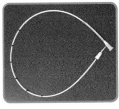
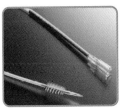

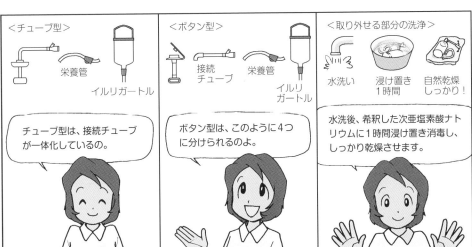

<＜チューブ型＞>
栄養管
イルリガートル
チューブ型は、接続チューブが一体化しているの。

<＜ボタン型＞>
接続チューブ
栄養管
イルリガートル
ボタン型は、このように4つに分けられるのよ。

<＜取り外せる部分の洗浄＞>
水洗い
浸け置き1時間
自然乾燥しっかり！
水洗後、希釈した次亜塩素酸ナトリウムに1時間浸け置き消毒し、しっかり乾燥させます。

PEGカテーテルのチューブのお手入れ

　取り外しのできないPEGカテーテルの汚染を軽減させるには、「酢ロック」という方法が有効です。「酢ロック」とは、単に酢を注入するだけではなく、一日の最後の注入のあと、白湯（20mlほど）でフラッシュ*し、10倍に希釈した酢水を充填する方法です。新品のときから行う必要があります。次ページの手順を参考にしてください。

　また、フィーディング・アダプタとチューブの接続部分が細くなっているため、この部分が詰まることが多くあります。取り外して洗浄できるので、注入不良の際はまずこの部分をチェックしましょう。

　キャップが破損したり、ゆるくなるなど、よくトラブルが起こるのもフィーディング・アダプタとチューブの接続部分です。フィーディング・アダプタのみを交換することもできますが、あらかじめ丁寧に扱うことが必要です。キャップのつばの部分を強く引っ張って開けるのではなく、乾ガーゼを使うようにすると、滑らないで開けることができます。愛護的な対処により、たいていのトラブルは回避できます。病院のスタッフが丁寧にPEGカテーテルを扱うことは、本人・ご家族の安心にもつながるのではないでしょうか。

　ボタン・バンパー型PEGカテーテルのチューブは、赤ちゃん用極細綿棒で掃除することを勧めています。ただし、毎日丁寧に掃除を頑張りすぎると、逆流防止弁の破損にもつながるため、週に1回程度で十分です。

　また、大人用の耳かき綿棒は、ボタン型PEGカテーテルに入れたままにして30分ほど置いておくと、綿棒の頭部分の綿が棒部分から抜けてしまい、PEGカテーテル内に詰まる可能性があります。綿棒を水に数分間浸したあと少し力を入れて引っ張ると、綿棒の頭が簡単に抜けてしまいます。赤ちゃん用の極細綿棒を水に浸さずに使用し、ほんの数十秒だけ掃除すれば十分です。

　取り外しのできる接続チューブのお掃除には、100円ショップで購入できるストローブラシも安くて便利なアイテムとして活用できます。

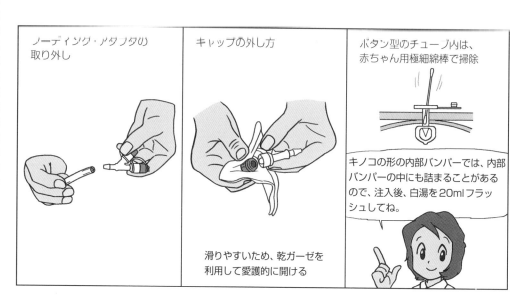

フィーディング・アダプタの取り外し

キャップの外し方

滑りやすいため、乾ガーゼを利用して愛護的に開ける

ボタン型のチューブ内は、赤ちゃん用極細綿棒で掃除

キノコの形の内部バンパーでは、内部バンパーの中にも詰まることがあるので、注入後、白湯を20mlフラッシュしてね。

*フラッシュ　20mlの経腸栄養用シリンジを利用し、白湯を勢いよく注入すること。一度に20ml注入するよりも、10mlずつ注入するほうが効果的。

▼酢ロックの手順
○栄養剤や薬の注入が終了したあとに行いましょう。1日1〜2回が目安です。
○PEGカテーテルの栄養剤を注入する口から、水で薄めた酢水(酢:水=1:9)を10〜20ml注入します。
○注入後、PEGカテーテルのふたを閉め、チューブ内に酢水を満たした状態にしておきます。

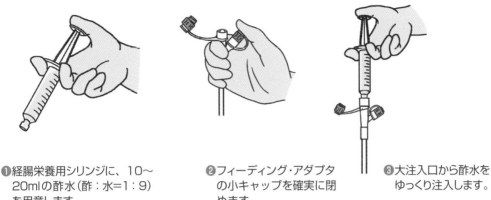

❶経腸栄養用シリンジに、10〜
20mlの酢水(酢:水=1:9)
を用意します。

❷フィーディング・アダプタ
の小キャップを確実に閉
めます。

❸大注入口から酢水を
ゆっくり注入します。

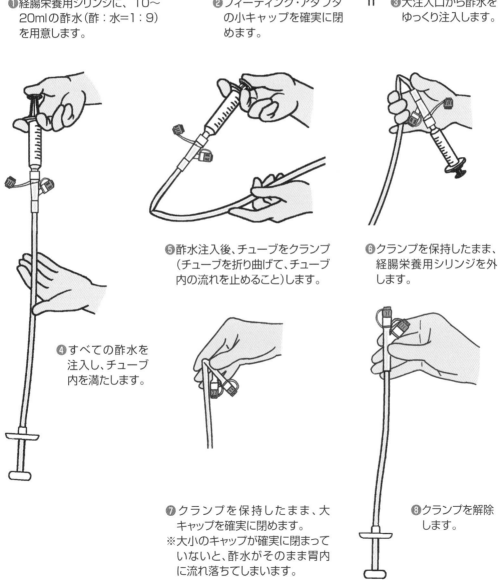

❺酢水注入後、チューブをクランプ
(チューブを折り曲げて、チューブ
内の流れを止めること)します。

❻クランプを保持したまま、
経腸栄養用シリンジを外
します。

❹すべての酢水を
注入し、チューブ
内を満たします。

❼クランプを保持したまま、大
キャップを確実に閉めます。
※大小のキャップが確実に閉まって
いないと、酢水がそのまま胃内
に流れ落ちてしまいます。

❽クランプを解除
します。

注入前の「減圧」とは？

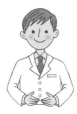

注入前の減圧とは、胃内の空気を抜くこと（ガス抜き）です。胃内のガスを抜いて空にしてから栄養剤を注入することで、嘔気・嘔吐や、PEG周囲の漏れを減らすことができます。また、PEGカテーテルの先端が胃内にあることを確認する意味もあります（経鼻胃管の場合に、「チューブの先端が胃内にある」ことを注入前に確認するため、経腸栄養用シリンジで胃内容を吸引するのと同様です）。

特に「造設早期」「半固形化栄養剤の注入時」には「減圧」が欠かせない！

　造設早期には胃の運動も低下しています。注入前の胃内容について経腸栄養用シリンジで確認することにより、朝に注入した栄養剤が昼の注入前に残っていないかどうかの確認ができます。

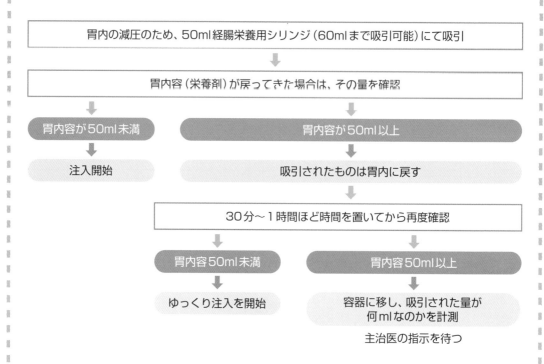

　強制注入という意味もある栄養剤の半固形化を行っている患者さんにおいて、減圧の作業を怠ると、事故につながる可能性があります。

　ボタン型の外部ストッパーに逆流防止弁があるタイプの場合は、接続チューブをつなぎ、フィーディング・アダプタのキャップを開けると、プスっと空気が抜けて減圧できます。一方、内部ストッパーに逆流防止弁のあるボタン型の減圧には、減圧用の接続チューブをつなぐ必要があります。

　減圧用の接続チューブを使った減圧は、面倒なだけでなく、逆流防止弁の破損の原因ともなります。そこで、赤ちゃん用極細綿棒をボタンに挿入して逆流防止弁を開く、という方法でのガス抜きをお勧めしています。その際に栄養剤が戻ってくるようなら、減圧用の接続チューブをつないで胃内容の量を確認するようにしています。

　また、便秘がちな患者さんのPEGカテーテルを選択する際は、基本的に減圧しやすいタイプがおすすめです。もちろん、PEGカテーテルの選択にあたっては他の観点からも十分な吟味・配慮が必要です。

▼内部ストッパーの逆流防止弁の開放

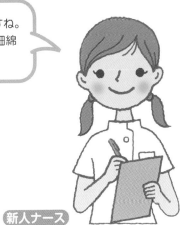

ぷす！

赤ちゃん用極細綿棒で内部ストッパーの逆流防止弁を開放すると、減圧できます。

注入前のちょっとした手技が大切なんですね。ふつうの綿棒ではなく、赤ちゃん用の極細綿棒というのがポイントなんですね。

新人ナース

PEGカテーテル交換の頻度は？

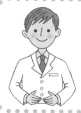

PEGカテーテルは、患者さんにとって、お皿やお箸と同様の栄養補給器具といえます。そのため、定期的な交換が必要です。
PEGカテーテルに注水孔バルブがあるバルーン型は、基本的に1～2カ月ごとの交換。バンパー型は4～6カ月ごとの交換が必要です。

PEGカテーテルの交換

大切なことは、患者さんのPEGカテーテルの種類、サイズ（太さ、長さ）、そしてバルーン型の場合は蒸留水の量を知っておく必要があります。そして、次回の交換について、「いつ、誰が、どこで、どうやって交換するのか」をあらかじめ決めておかなくてはなりません。

PEGカテーテルのタイプは、必ずしも以前と同じものに交換する必要はなく、患者さんやご家族の希望に合わせて途中から変更することも可能です。

胃ろうによる経管栄養により、栄養状態が良くなったため体格が良くなり、ボタン型のPEGカテーテルがきつくなった場合は、サイズをアップしたり、チューブ型に変更したりします。

逆にチューブ型の場合で、チューブ部分の汚染を気にする方がボタン型に変更することもあります。状況に合わせて、種類やサイズも最適なものを選択します。

2008年4月の診療報酬改定で、胃ろうカテーテル交換法200点が認められ、同時に交換用胃ろうカテーテル（材料費）の保険請求も可能になりました（p.161参照）。バルーン型は最短24時間、バンパー型は最短4カ月で交換可能です。破損・汚染があれば交換します。尿道カテーテルなどの流用は避けなければなりません。

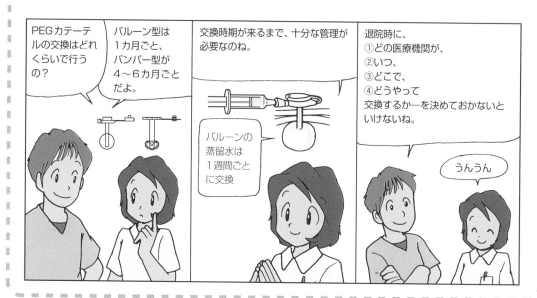

胃ろう交換説明書

1. 胃ろうとは

　胃ろうは、経口摂取（口からの食事）が困難な場合に、胃に直接栄養補給をする経管栄養のための経路のひとつです。内視鏡にて胃ろうを造設することを経皮内視鏡的胃ろう造設術（PEG）といいます。胃ろうカテーテルにはボタン型・チューブ型、バンパー型・バルーン型の組み合わせで、4種類の組み合わせがあり、患者さんに合わせてタイプが決定されています。

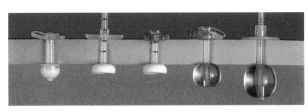
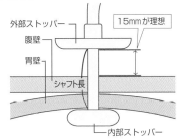

2. 胃ろう交換の必要性

　胃ろうはろう孔に胃ろうカテーテルを留置しておくことにより栄養補給ができますが、胃ろうカテーテルも老朽化していきます。バルーン型は1〜2カ月、バンパー型は6カ月前後での交換が推奨されており、それ以上経過して使用することは衛生的にも問題があり、汚染・破損・閉塞などのカテーテルのトラブル、漏れ・発赤・肉芽・ろう孔周囲炎などの胃ろうトラブルが起こることがあります。

3. 胃ろう交換の安全性・偶発症など

　胃ろう交換は古い胃ろうカテーテルを抜去し、新しい胃ろうカテーテルに入れ替えることです。
　胃ろう交換の偶発症には、出血、腹膜炎、誤挿入などが一定の確率で発生します。誤挿入自体では患者さんが亡くなることはありませんが、緊急手術等の処置が必要になります。また、誤挿入したことに気づかず、栄養剤が腹腔内に注入されてしまい、患者さんが亡くなったという報告があります。したがって、胃ろう交換後にⒶ経鼻内視鏡検査、Ⓑ造影Ｘ線検査、Ⓒスカイブルー法、Ⓓ経胃ろう内視鏡などにより、胃ろうカテーテル先端が胃内にあるかの確認が必要です。Ⓐの確認法が一番確実ですが、内視鏡検査をするということがリスクであり、ⒶⒷは在宅ではできません。したがって、ⒸⒹで確認し不十分な場合にⒶやⒷを追加します。
　胃ろう交換に伴う合併症の全国集計はまだありません。これら**偶発症が発生した場合、その程度によっては輸血や緊急外科手術が必要なことがあります。**担当医はこれまでに2000例を超える胃ろう交換の中で、輸血を要した出血の経験はありませんが、術後出血を5例、誤挿入を1例経験しています。偶発症が起こらないためにも、交換後最初の注入はゆっくりと患者さんの状態を見ながら行い、異常があれば直ちにご連絡ください（入院（入所）中の患者さんは施設にて慎重に管理します）。

医療法人　西山医院　西山順博

承諾書

医療法人 西山医院　理事長・院長　　殿

　私は、上記の説明書に基づいて『胃ろう交換』の説明を受け、治療の目的、方法、偶発症、緊急時の対応などにつき十分納得しましたので、治療の実施に同意いたします。

　　令和　　年　　月　　日

患者氏名＿＿＿＿＿＿＿＿＿＿＿＿＿　　　　保護者氏名＿＿＿＿＿＿＿＿＿＿＿＿＿＿＿

●参考資料：胃ろう交換予約・準備表（例）　　※PDFダウンロードサービスがあります

胃ろう交換予約・準備表

　当院にお越しいただける患者様につきましては、①安全な胃ろう交換に加え、②胃ろう周囲のスキントラブルの評価と管理方針の提案、③可能な限り身長・体重を測定させて頂き、栄養評価と今後の経管栄養内容についての提案をさせていただきます。

氏名：＿＿＿＿＿＿＿＿＿＿＿様　　検査日　　　月　　　日（　　）

予約時間　午後　　　時　　分～　　　時　　分

①当日の朝の注入を午前6時までに終了していただき、昼の注入をせずに来院してください。

②バリアフリーになっていますので、車いすやストレッチャーでの来院も可能です。

③交換の時間は5～10分です。

④□□れることがありますが心配いりません。

⑤初回の交換は経鼻内視鏡を使用し、胃内に問題がないかを確認します。2回目以降は基本的に内視鏡は使用しません。

⑥ご希望の交換用胃ろうカテーテル（ボタン型 か チューブ型、バンパー型 か バルーン型）があれば2日前までにお申し出ください。

⑦来院していただけた患者様には体重・身長測定を行い、栄養評価し、今後の経管栄養の内容について提案させていただきます。

⑧帰宅後、すぐに昼の注入をしていただいて結構です。

【胃ろう相談】

　理事長・院長は大津市民病院在院中に経皮内視鏡的胃ろう造設術（PEG）の指導と管理に力を注いでいました。胃ろうの管理等についてのご質問には随時お答えいたします。

医療法人 西山医院

chapter 4

胃ろう周囲のスキンケア

胃ろうは日頃のケアが大切です。
といっても、難しいことはひとつもありません。
基本ケアを覚え、"毎日見る"習慣を身につけましょう。

日常、どんなことに気をつけて胃ろうの周囲を観察すればいいの?

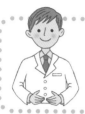
胃ろうは"おなかの口"と表現されることがあります。皆さんが毎日、鏡で顔を見るように、歯を磨いて口の周りを拭くように、ろう孔とPEGカテーテルを朝昼晩の注入前後にケアしていただけたらと思います。

✚ ろう孔とPEGカテーテルの理想的な関係

PEGカテーテルを引っ張った状態で、外部ストッパーと皮膚の間に15mm程度の余裕があり、PEGカテーテルが腹壁に対して垂直になっていることが理想です。

● **外部ストッパーと皮膚の間に余裕がない場合**
 ・ PEGカテーテルが外側に引っ張られないよう、押し込み気味にしておく
 ・ 外部ストッパーと皮膚の間に、ものを挟みすぎない

● **PEGカテーテルが腹壁に対して斜めになっている場合**
 ・ 一定方向に圧がかからないよう配慮 (p.119参照) する

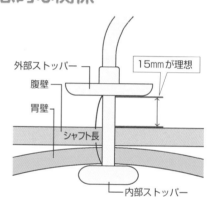

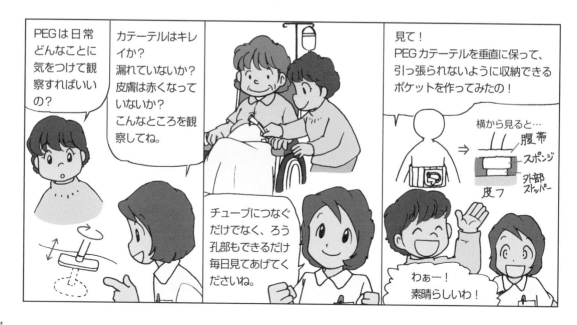

ろう孔部の基本的なスキンケア

日常的に基本ケアを行っていれば、トラブルは
激減します。

●基本ケア

- 微温湯（ぬるまゆ）で濡らした布（ガーゼ）による拭き取り（2〜3回／日）
- 外部ストッパーの位置を変える（PEGカテーテルを回転させ、外部ストッパーの位置を変える）
- 外部ストッパーを押し込み気味にする（PEGカテーテルの無理な引っ張りを避ける）

●皮膚（ろう孔部周囲）の清潔維持

　一番望ましいのは、シャワー・入浴です。シャワーは造設1週間後、入浴は造設2週間後から、感染の徴候がない限り積極的に行います。皮膚の清潔を保つためには、ろう孔部にガーゼや保護テープはつけません。ろう孔部を石鹸で洗って微温湯で洗浄することです。洗浄後は水気を十分に拭き取り、自然乾燥させます。ドライヤーによる乾燥は、熱風によるカテーテルの変形や破損の原因となるため、避けましょう。

　スキンケアとして最も簡便に行えるのは、注入前後に、微温湯で濡らしたタオルなどでろう孔部を拭くことです。ウェットティッシュを活用するのも有効です。これらのケアにより、老廃物の付着、消化液（胃液・胆汁）や栄養剤の漏れによる発赤、びらんなどのトラブルを予防できます。

●ろう孔部への機械的刺激（摩擦・圧迫）の除去

　あらかじめ、患者さんのPEGカテーテルの種類や構造を知っておく必要があります（p.48参照）。

　ストッパーや他の付属品が長時間にわたって同一部位を圧迫・摩擦していると、皮膚の発赤やびらん・潰瘍・壊死などが起こります。その予防のためには、スキンケアや栄養剤注入が終わったあとに外部ストッパーの接触位置を変えることが有効です。また、外部ストッパーを腹壁に押し込み気味にすると、カテーテルの無理な引っ張りから起こるろう孔のめくれあがり（肉芽）形成の予防につながります。

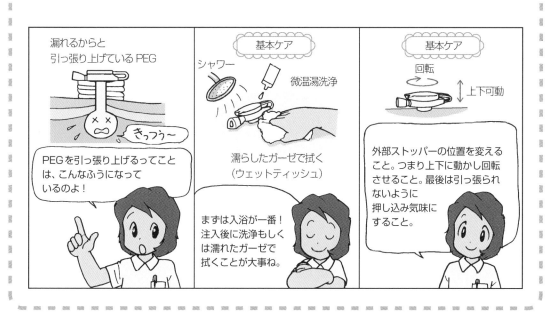

胃ろうのスキンケアに必要なものは？

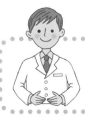

在宅の患者さんには、枕もとに小さなかごを置き、その中にケアに必要な物品をまとめておくことをお勧めしています。

胃ろうケアグッズの紹介

▼胃ろうスキンケアグッズ

● 日常のスキンケア用品
　微温湯、ガーゼ（布切れ・タオル）
　ティッシュ、ウェットティッシュ
　ワセリン（乳液・ベビーオイル）
● PEGカテーテルのお手入れ用品
　赤ちゃん用極細綿棒
　20mlの経腸栄養用シリンジ
　洗浄用ブラシ
● ちょっとしたトラブルに必要な物品
　使い捨て化粧パフ（Yパフとして）
　処方された塗り薬
　テープ、ハサミ

▼胃ろう患者回診グッズ

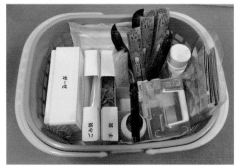

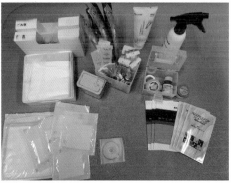

　著者らの回診では、上記の胃ろうスキンケアグッズに加え、以下のものを用意しています。

- 消毒用アルコール（医療者手洗用）、使い捨てビニール手袋
- イソジン消毒綿棒（患者ろう孔部用）
- 温湯の入った霧吹き（ろう孔部に吹きかけて湿らせて老廃物を拭き取る）
- ペンライト、綿棒（各種）、Yパフ、Yガーゼ、スポンジ（固定の工夫用）、経腸栄養用シリンジ、ゴミ袋、ペアン、鑷子等
- 軟膏・クリーム（各種）、皮膚保護剤（各種）、テープ（各種）、蒸留水、生理食塩水等
- 肉芽焼灼用品：蒸留水、ガーゼ、ワセリン、綿棒、20%硝酸銀溶液、生理食塩水
- 回診のためのリスト（胃ろう評価表、胃ろう評価スケール、胃ろうケアフローチャート）

赤ちゃん用極細綿棒

ボタン型PEGカテーテルのお手入れには、赤ちゃん用極細綿棒が最適です。カテーテル内の汚れを容易に拭き取れるほか、逆流防止弁の汚れや詰まりも落とせます。内部ストッパーに逆流防止弁があるPEGカテーテルの「減圧」にも使えます。お手入れも減圧も数十秒あれば十分です。ただし、あまり頑張りすぎると、綿棒の頭がスポッと抜けてカテーテル内に詰まってしまうことがあるので、注意が必要です。

ティッシュこより、Yパフ

ろう孔からの分泌物や少量の漏れに対して、テッシュペーパー2枚1組のうちの1枚を使用し、対角線でこよりにした「テッシュこより」を外部ストッパーと皮膚の間にくるりと巻く処置を行っていました。この「テッシュこより」(考案者：平成の一休さん)はNPO法人PDNのホームページで取り上げられ、全国各地の病院・施設で容易に活用できるケアとなっています。

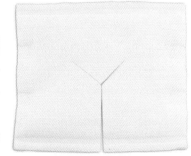

https://www.peg.or.jp/care/qa/koyori.html

こよりはコストも安く、手軽にケアできるので重宝していましたが、こよりにする手間がかかり、製作時に手でひねるため清潔さに欠けるきらいもありました。また、こよりを何重にも巻き付けたり、ゆとりがない状態のままで結ぶと、無理な引っ張りの原因となり肉芽を形成していました。そこで、模索の結果生み出したのが「Yパフ」です。

100円ショップなどで購入できる使い捨ての化粧パフ・コットンを使用します。中綿は天然コットンが使用され、分泌物や少量の漏れをほどよく吸収してくれます。中でも、毛羽立ちにくいマチ付きのコットンがおすすめです。これにハサミでY字に切り込みを入れて使用します。このYパフには、外部ストッパーが皮膚に接触するのを防ぐ座布団の役割もあります。

PEGケアを行う際には、PEGカテーテルを垂直に引き上げたときの体表と外部ストッパーとの「ゆとり」が15mm以上あるかどうか確認することが大切です。ケアを行ったあとには、外部ストッパーを腹壁に向かって上から押し込み気味にすることをお勧めしています。患者さんが安心してPEGライフを過ごせるようなケアを、日々続けていきたいと考えています。

〈医療法人財団 康生会 武田病院 看護部　山田圭子〉

必須アイテムの紹介

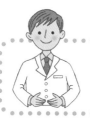

胃ろう評価スケール、胃ろうケアフローチャート、胃ろう評価表を紹介します。

✚ 胃ろう評価スケール

次ページに掲載した評価スケールは、胃ろうの周囲に特有の観察項目を抽出し、評価しやすい形に整理したものです。カテーテルの状態、漏れの状態、老廃物付着の状態、皮膚の状態を、順に評価していきます。皮膚の状態は、発生原因によって対策・ケアが異なるため、その原因を漏れ (M)、ストッパー (S)、チューブ (T) に区分します (状態の評価点数と合わせて「M1」「S2」など)。また、病変の部位を時計に見立て、頭側を0時 (12時)、足側を6時として明記します (全周のものは「0-12」、患者さんの右半分であれば「6-12」など)。

最初は戸惑いながらになるかもしれませんが、評価スケールを用いて日々観察し、評価をしていくと、誰が観察しても同一の評価ができる共通の指標になっていきます。「PEG周りがちょっとただれている」「胃ろうがすごくきたない」といった漠然とした表現が減って、胃ろうの状況が客観的に伝わるようになります。

評価スケールがあると、ドクターにも患者さんの状態を伝えやすいですね。

新人ナース

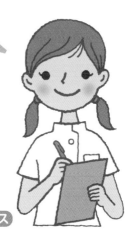

▼胃ろう評価スケール（例）　　　　　　　　※PDFダウンロードサービスがあります

PEG:No		氏名		造設日	
				最終交換日	
特記事項			使用キットの種類		
観察項目		評価点数	評価段階		
カテーテルの状態		0	汚れなく変形もなし		
		1	汚れはあるが変形はなし		
		2	汚れがあり変形している（a：チューブ　b：逆止弁　c：キャップ）		
		3	閉塞している・破損している（a：チューブ　b：逆止弁　c：キャップ）		
漏れの状態		0	なし		
		1	ときどき漏れる（体位により漏れる etc.）		
		2	必ず漏れる		
老廃物付着の状態		0	なし		
		1	少量の汚染がある（容易に除去できる）		
		2	多量の汚染がある（除去困難）		
皮膚の状態	発赤	0	なし		
		1	軽度の発赤がある（乾燥している）		
		2	重度の発赤がある（湿潤・滲出液がある）		
	硬結（しこり）	0	なし		
		1	痛みを伴わない硬結がある		
		2	痛みを伴う硬結がある		
	湿疹	0	なし		
		1	あり		
	水疱	0	なし		
		1	破れていない水疱がある		
		2	破れている水疱がある		
	びらん・潰瘍	0	なし		
		1	びらん		
		2	潰瘍		
		3	壊死		
	肉芽	0	なし		
		1	乾燥していて滲出液がなく色調に赤みなし（良性）		
		2	上記に加えて、赤みがある		
		3	色調の変化と共に湿潤・滲出液がある		
		4	上記に加えて、出血がある	（不良）	
		5	膿様の滲出液がある		

●原因区分　　漏れ：M　　ストッパー：S　　チューブ：T

胃ろうケアフローチャート

　原因を明らかにしてそれを改善すれば、トラブルは解消できます。評価スケールにより客観的な評価ができれば、適切な処置につながります。胃ろうケアフローチャート（次ページ）には、評価スケールの評価点数ごとに対処法が書かれています。

　また、大切なのは「どの段階で医師に報告するか」ですが、ケアフローチャートにはそのことも細かく書かれています。逆に、どの段階までを介護者や看護師で対応してよいのかも、わかるようになっています。

　もちろんこれは「本人・家族－介護職－看護師－医師」の架け橋となるものですから、使用の際は本人・家族や介護職にすべて託すのではなく、医師の承諾・管理のもとで使ってください。なお、このケアフローチャートは造設2週間以降のケアプランとなっています。

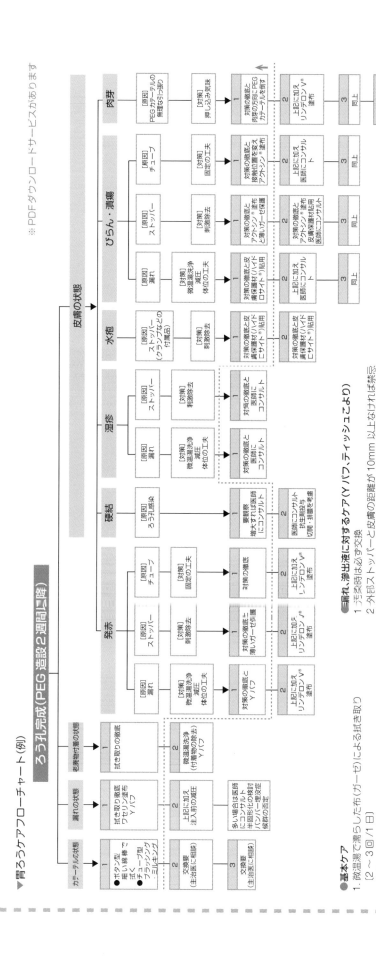

▼胃ろうケアフローチャート（例）

ろう孔完成（PEG 造設2週間［以降）

※PDFダウンロードサービスがあります

皮膚の状態

肉芽
[原因] PEG カテーテルの無理な引っ張り
[対策] 押し込み気味
1 対策の徹底と肉芽の方向にPEGカテーテルを倒す
2 上記に加え リンデロンV®塗布
3 同上
4 上記に加え医師にて焼灼療法
5 上記に加え 抗生剤の投与

びらん・潰瘍
[原因] チューブ
[対策] 固定の工夫
1 対策の徹底と接触位置を変えアクトシン®塗布
2 上記に加え 医師にコンサルト
3 同上

[原因] ストッパー
[対策] 刺激除去
1 対策の徹底と皮膚保護（ハイドロサイト®）貼付 アクトシン®塗布と薄い保護膜
2 対策の徹底と皮膚保護材貼付 医師にコンサルト
3 同上

[原因] 漏れ
[対策] 微温湯洗浄 減圧 体位の工夫
1 対策の徹底と皮膚保護（ハイドロサイト®）貼付
2 上記に加え 医師にコンサルト
3 同上

水疱
[原因] ストッパー（クランプなどの付属品）
[対策] 刺激除去
1 対策の徹底と皮膚保護（ハイドロサイト®）貼付
2 対策の徹底と皮膚保護（ハイドロサイト®）貼付

湿疹
[原因] ストッパー
[対策] 刺激除去
1 対策の徹底と医師にコンサルト

[原因] 漏れ
[対策] 微温湯洗浄 減圧 体位の工夫
1 対策の徹底と医師にコンサルト

硬結
[原因] ろう孔感染
1 要観察 増大すれば医師にコンサルト
2 医師にコンサルト 切開 抗生剤投与 摘便を考慮

発赤
[原因] ストッパー
[対策] 刺激除去
1 対策の徹底と薄いガーゼや保護
2 上記に加え リンデロンV®塗布

[原因] チューブ
[対策] 固定の工夫
1 対策の徹底
2 上記に加え リンデロンV®塗布

[原因] 漏れ
[対策] 微温湯洗浄 減圧 体位の工夫
1 対策の徹底と Yパフ
2 上記に加え リンデロンV®塗布

付着物付着の状態
1 拭き取りの徹底

漏れの状態
1 拭き取りの徹底 ワセリン塗布 Yパフ
2 微温湯洗浄（付着物の除去） Yパフ

カテーテルの状態
1 ●ボタン型 細い綿棒で こまかく ●チューブ型 ブラッシング ミルキング
2 交換要（主治医に相談）
3 交換要（主治医に相談）

2 上記に加え 注入前の減圧 半固形化の検討 バンパー埋没症 保護の否定

多い場合は医師にコンサルト

2 3 がろう孔部への刺激（摩擦・圧迫）を避ける

●基本ケア
1. 微温湯で濡らした布（ガーゼ）による拭き取り ［2～3回/1日］
2. 外部ストッパーの位置を変える ［カテーテルを回転・上下動させ ストッパーの位置を変える］
3. 外部ストッパーを押し込み気味にする ［カテーテルの無理な引っ張りや張りを避ける］

●漏れ、滲出液に対するケア（Yパフ、ティッシュこより）
1 汚染時は必ず交換
2 外部ストッパーと皮膚の距離が10mm以上なければ禁忌 ［通常⇒ティッシュこよりよりY、ティッシュこよりYパフ ［出血を伴っている場合⇒ガーゼよりYガーゼ

●塗り薬の使用注意事項
●漏れや滲出液が多い場合⇒クリームタイプを使用 ※毎回の塗り薬はしっかり洗浄・拭き取りの後に塗ること

……より上が看護師対応可能

※「胃ろう評価スケールに基づく胃ろうケアフローチャート」は、造設2週間以降の胃ろう患者を評価対象としています。
［監修］滋賀 PEG ケアネットワーク 2010 年 6 月

胃ろう評価表

評価スケールで評価し、ケアフローチャートによって対処したことを記録する用紙です。経時的に記録することにより、理解が一層深まり、「数日前のトラブルが適切な対処によって改善した」というデータ・軌跡にもなります。

また、記録は予防対応につながります。患者さんによって肉芽ができやすい人、漏れやすい人、といった個性がありますが、例えば「漏れがあり発赤がよく起こる人」であれば、「発赤のトラブルがなくても日常ケアの拭き取りの回数を増やす」、「Yパフ (p.67参照) を習慣にする」、「白色ワセリンを軽く塗布する」など、具体的な予防が可能になります。

胃ろう評価表

※PDFダウンロードサービスがあります

PEG：No		氏名		造設日	
				最終交換日	
特記事項				使用キットの種類	

項目 評価日	カテーテル	漏れ	老廃物	発赤	硬結	湿疹	水疱	びらん・潰瘍	肉芽	アセスメント・プラン	評価点数	記入者サイン
／												
／												
／												
／												
／												
／												
／												

胃ろう患者さんの心は不安でいっぱいです。胃ろうの管理が不十分なために、胃ろう周辺がただれていたら、当然ながら不安になります。また、その対処法がかかわる医療者によって異なれば、不安はより一層強くなります。患者さんの不安をなくすため、統一した評価方法と対処法をまとめたものが「胃ろう評価スケール」「胃ろうケアフローチャート」です。これらのアイテムをうまく利用し、胃ろう患者さんと医療者の架け橋とすることができれば、よい胃ろうライフの継続につながると考えています。

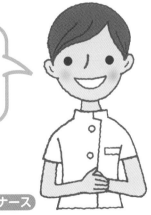

胃ろう患者さんの管理は難しいものではありません。大切なのは、日々の基本ケア(p.65参照)と日々の観察により、トラブルを早期に発見し、対応していくことです。

先輩ナース

顔を見るように、胃ろうをよく観察してほしい

　著者が初めて胃ろう患者回診を行った20年前、PEGカテーテルのチューブ部分がオムツ内にしまわれていたことがありました。胃ろう患者さんにとってろう孔は口と同じ、PEGカテーテルはお箸やストローのようなものなのに……と、非常に悲しい思いをしたことを覚えています。

　その患者さんは、PEGカテーテルを引っ張るため、手を抑制されていました。ろう孔部には老廃物が付着し、ただれも強く、洗浄して拭き取ろうとしたところ、出血を伴い、患者さんは痛みで顔をしかめられました。いつから洗浄・拭き取りをしていなかったのかわからないほどです。その人のPEGカテーテルはチューブ-バンパー型でしたが、フィーディング・アダプタさえ見えていれば注入できるからと、胃ろう管理の担当者がろう孔部の観察を怠っていたようでした。

　当初、洗浄・拭き取りにて出血がみられたろう孔も、連日のPEG患者回診により3日ほどで出血はなくなり、ただれも改善していきました。痛みもなくなり、洗浄・拭き取りは患者さんにとって苦痛ではなくなったようで、顔をしかめることもなくなりました。おそらく、注入時にPEGカテーテルに触れられるのも痛くてつらい状況だったのでしょう。以降、患者さんは手を抑制しなくてもPEGカテーテルを引っ張らなくなりました。

胃ろうを見れば、いろいろわかる

　胃ろう管理を自分でできる人、つまり、日頃から体の一部として状態を見たり、自分でお風呂に入って洗ったりできる人には、ほとんど胃ろうのトラブルは起こりません。ですから、胃ろうの管理者が本人であれ本人以外であれ、なるべく日頃から胃ろうを見て、その変化にいち早く気づくようにすれば、トラブルにまで発展するのを防ぐことも可能だと考えられます。

　ろう孔の状態を見ることは、胃ろう患者さんの全身状態の把握にもつながります。例えば、減圧するときにいつもよりたくさんガスが抜けると、消化管運動が落ちている可能性も考えられます。また、いつもより漏れが多いなら、何らかの痛みがあり、腹圧が強くなるようなことが起こっているかもしれません。どんなに熱心にスキンケアを行っていても皮膚の状態がどんどん悪化していくときは、全身状態そのものに重大な悪化が起こっていることが多いのです。このように、胃ろうを見ればいろいろなことがわかります。毎日、洗面所で鏡を見るように、胃ろうを見る習慣を身につけたいものです。

（石塚内科クリニック　石塚泉）

chapter 5

胃ろう患者さんに
やさしい注入手技とは

....

胃ろうから入れる栄養剤の種類や注入方法を勉強します。
半固形化栄養剤や、薬剤の溶かし方（簡易懸濁法）も知っておきましょう。

栄養剤ってどんなもの？

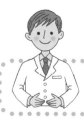

栄養剤にはどんな種類、どんな特徴があるのでしょうか？

栄養剤の取り扱い

通常、栄養剤には防腐剤は使われていません。滅菌された状態で密封容器に入っています。しかし、輸送中や保管場所で、何らかの衝撃を受けて破損して、そこから雑菌が入り、腐敗してしまう可能性があります。投与前には「必ず栄養剤の容器・バッグに破損がないか」、「開封時に腐敗臭がないか」の確認が必要です。

栄養剤は直射日光のあたらない涼しい場所に保管してください。開封後は冷蔵庫に保管し、24時間以内に使いきってください。

栄養剤の種類と特徴

栄養剤には、医薬品扱いのもの（経腸栄養剤）と食品扱いのもの（濃厚流動食）があります。在宅では、医薬品扱いのものは保険請求ができますが、食品扱いのものは全額自己負担になります。

一方、入院中や施設入所中は、食事を提供するのと同じように、食品扱いのものを利用することが多いようです。

▼栄養剤の種類

医薬品（経腸栄養剤）
・半消化態栄養剤：たんぱく源がポリペプチドであり、消化が必要な状態 　・半固形化栄養剤
・消化態栄養剤　　：たんぱく源が低分子ペプチドとアミノ酸であり、消化がほとんど不要
・成分栄養剤　　　：たんぱく源がアミノ酸であり、消化が不要
・疾患別栄養剤（肝機能低下用、腎機能低下用、糖尿病用、呼吸機能低下用、免疫力低下用など）

食品（濃厚流動食）
・自然流動食
・半消化態栄養剤
・疾患別栄養剤 　　・半固形化栄養剤 　　・濃縮型（コンデンス型）

バッグ型製剤（RTH製剤）とは

　栄養剤には、医薬品扱いと食品扱いのいずれにも、バッグ型製剤があります。イルリガートルに移す必要がなく、栄養管に直接つないで無菌的に投与できるのがメリットです。**RTH**とはReady-To-Hangのことで、「つるす（hang）準備ができている（ready）」という意味です。

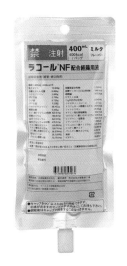

▼医薬品栄養剤の100kcalあたりの組成

成分	単位	70歳以上男性推奨量または目安量（1日量）	医薬品栄養剤				
			エンシュア・リキッド/H®配合経腸用液	ラコール®NF配合経腸用液	エネーボ®配合経腸用液	ラコール®NF配合経腸用半固形剤	イノラス®配合経腸用液
			アボット	大塚製薬工場	アボット	大塚製薬工場	大塚製薬工場
熱量(1P)	kcal		250/375	200/400	300	300	200/300
水分量(1P)	ml		213/194	170/340	203	228	94/140
たんぱく質	g		3.5	4.4	4.5	4.4	4.0
脂質	g		3.5 (31.5%)	2.2 (19.8%)	3.2 (29.0%)	2.2 (19.8%)	3.2 (29%)
炭水化物	g		13.7	15.6	13.2	15.6	13.3
乳糖			(−)	(−)	(+)	(−)	(+)
水分(100kcal)	ml		85.2	85	67.7	76	47
ビタミンA	μgRE	800	75.0	62.7	63.0	62.7	94.4
ビタミンB₁	mg	1.2	0.15	0.38	0.17	0.38	0.16
ビタミンB₂	mg	1.3	0.17	0.25	0.27	0.25	0.18
ビタミンC	mg	100	15.2	28.1	21	28.1	22.2
ビタミンK	μg	75	7	6.25	9.7	6.25	8.33
カルシウム	mg	700	52	44	100	44	89
鉄	mg	7	0.9	0.63	1.5	0.63	1.22
銅	mg	0.8	0.1	0.13	0.16	0.13	0.1
亜鉛	mg	11	1.5	0.64	1.5	0.64	1.3
マグネシウム	mg	320	20	19.3	17.3	19.3	41.1
セレン	μg	30	0	2.5	6.7	2.5	5.6
カリウム	mg	2500	148	138	100	138	18.4
リン	mg	1000	52	44	83	44	111
食塩相当量	g	9.0未満	0.2	0.19	0.19	0.19	0.23

栄養剤の加温

　栄養剤は基本的に、温めて投与する必要はありません。常温でよいといわれています。ただし、下痢の患者さんや寒い冬などには、体温程度に温めます。

　温める場合、電子レンジや鍋に直接入れてはいけません。たんぱく質の変性を防ぐため、60〜70度程度のお湯で湯せんしてください。

重要な微量元素

　長期にわたり同じ栄養剤を使用している場合には、不足している栄養素や電解質がないかどうかのモニタリングが必要です。

▼微量元素欠乏症状

微量元素	欠乏症状
亜鉛 (Zn)	創傷治癒困難、味覚障害など
銅 (Cu)	貧血、白血球減少など
セレン (Se)	心筋症、不整脈、下肢筋肉痛など
クロム (Cr)	末梢神経障害、糖尿病など
モリブデン (Mo)	頻脈など
ヨウ素 (I)	発達遅滞、甲状腺機能低下など

追加水の投与について

　基本的には、栄養剤と追加水は混ぜずに投与することが必要です。混ぜ合わせた状態で数時間もつるしておくと、雑菌が繁殖することもあります。また、混ぜ合わせたつもりでも、注入時間が長い場合は、注入中にイルリガートルの中で濃度にむらができます。そうなると、最初は濃い部分が流れ、のちに薄い部分が流れることになってし

まい、滴下速度も変わります。「クレンメにて注入速度を調節したのに、うまく滴下でさていなかった」というときは、このことが原因となっている可能性もあります。希釈しないと下痢になってしまう場合や導入時を除いて、「まず追加水を注入し、そのあと栄養剤を注入する」ことをお勧めしています。

PEGは栄養経路、「何をどれくらい注入するか」が重要

Harris-Benedict式にてエネルギー量を計算し、たんぱく質、脂質、糖質の比率をアセスメントしていきます。栄養剤によってエネルギー比率も異なります。

必要エネルギー量＝BEE（基礎エネルギー消費量）×活動因子×傷害因子

BEE（男性）＝66.47＋13.75×体重（kg）＋5.00×身長（cm）－6.78×年齢（歳）

BEE（女性）＝655.14＋9.56×体重（kg）＋1.85×身長（cm）－4.68×年齢（歳）

必要水分量（ml/日）は、30～35（ml）×実測体重（kg）となります。

栄養剤によって水分含有量は様々ですので、必要水分量に満たない場合は、追加水として栄養剤注入前に投与する必要があります。

食品成分表示では、塩分量がナトリウムの量で表示されていることがあります。

塩分・ナトリウム換算式によって、塩分相当量が算出されます。

（ナトリウム（mg）×2.54）÷1000＝塩分相当量（g）

医薬品栄養剤の塩分含有量は、1,000mlあたり2g程度でしかないため、補給する必要があります。おすすめはミネラルが豊富な醬油です。

小さじ1杯（5ml）：濃い口醬油：0.9g、薄口醬油：1.0g、減塩醬油：0.5g

ビタミン・微量元素については、イノラス®は約900kcalで、エネーボ®は約1,200kcalで、ラコール®は約1,600kcalで、エンシュア®は約1,750kcalで、それぞれ充足できる組成となっているため、補充が必要です。

▼ビタミン・微量元素を含有する食材例

塩分	食塩、醬油、味噌
ビタミンA	青汁、卵黄、野菜ジュース、抹茶
ビタミンB₁	卵黄、スキムミルク
ビタミンB₂	卵、スキムミルク
ビタミンC	100%果物ジュース、青汁
ビタミンK	納豆、つるむらさき、かぶの葉
カルシウム	牛乳、乳製品、青汁
鉄	卵、きな粉
銅	ココア、牛乳
亜鉛	卵黄、抹茶、ココア、牡蠣
クロム	肉、チーズ、チョコレート
セレン	卵、スキムミルク
食物繊維	青汁、野菜ジュース、きな粉、ココア

栄養剤注入の手順

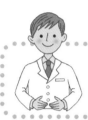

栄養剤と注入用器具の準備の際は、食事の準備をするときと同じく、清潔の確保が不可欠です。まずは手洗いをし、栄養剤と器具は清潔に扱います。

栄養剤注入に必要な物品の準備（手順❶）

❶栄養剤と器具の準備をします

・栄養剤
・イルリガートル（ボトル）
・栄養管
・（ボタン型PEGカテーテルの場合は）接続チューブ
・経腸栄養用シリンジ（ENシリンジ）

・S字フック
・洗い桶（浸け置き洗い用）

●イルリガートル

栄養剤を入れるボトルや袋です。栄養管と一体化になっているものもあります。バッグ型製剤では必要ありませんが、追加水の注入時に使います。

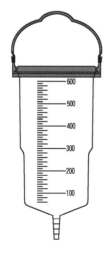

●栄養管

イルリガートルとPEGカテーテルをつなぐチューブです。経静脈栄養カテーテル（点滴）との誤接続を防止するため、接続部が太くなっています。

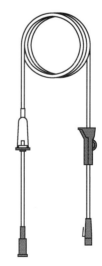

●接続チューブ

　ボタン型PEGカテーテルの場合、この接続チューブとセットでPEGカテーテルとみなし、次回のPEGカテーテル交換時まで使います。メーカーによって規格が異なります。

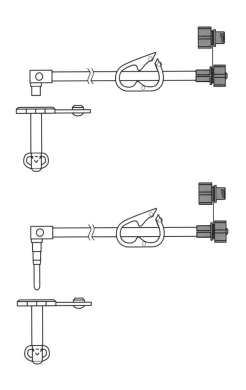

●経腸栄養用シリンジ（ENシリンジ）

　20mlと50mlを準備します。薬の簡易懸濁法とフラッシュ時に使用します。バルーン型のPEGカテーテルの固定水の交換には、10mlの経静脈用の注射器を準備します。

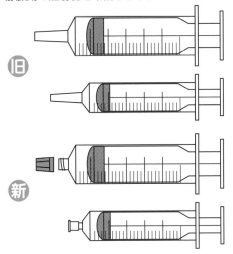

●S字フック

　2本程度。イルリガートルをつるすためのものです。

●洗い桶（浸け置き洗い用）

　イルリガートル、栄養管、接続チューブ、経腸栄養用シリンジを洗浄後に浸け置き洗いします。

栄養剤の注入（手順❷～❻）

❷体位を調整します

　患者さんが座位を保てる場合は、もちろん、いすや車いすに座った状態で注入します。ベッド上では、上半身を30～60度に起こします（半座位）。膝の下には枕をかませます。また、あごが上に反った状態（後屈）にならないよう、後頭部に枕をかませ、少しあごを引いた状態（30度程度）にします。

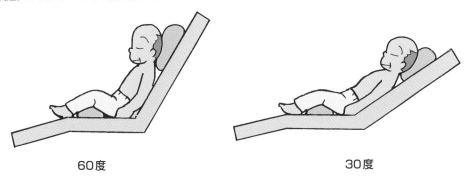

60度　　　　　　　　　　　　　　　　30度

❸胃内を減圧します

　栄養剤の投与前にPEGカテーテルを開放し、胃内容がないかどうか確認します。

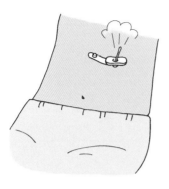

❹イルリガートルと栄養管を接続します

　イルリガートルと栄養管をつなぎます（一体化しているものもあります）。バッグ型製剤（RTH製剤）の場合はイルリガートルを使用せず、バッグに直接、栄養管を差し込みます。

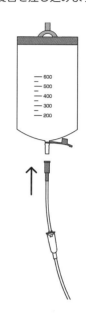

❺イルリガートルに栄養剤を入れます

　栄養管のクレンメが閉じていることを確認してから、イルリガートルに栄養剤を入れます。

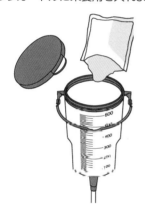

❻栄養剤の滴下速度を調節し、栄養剤とカテーテルをつなぎます

　栄養剤の滴下速度をクレンメで調節します。15滴が1mlですので、200ml/時の場合は1秒に1滴より少し遅目にします。

> （200ml×15滴）／（60分×60秒）
> ＝3000滴／3600秒＝5滴／6秒

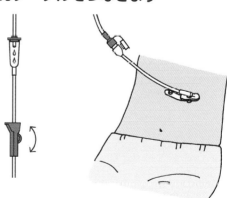

　栄養管の先端まで栄養剤で満たしてから、PEGカテーテルのフィーディング・アダプタ（p.51参照）に接続します。

栄養剤の注入後に行うこと（手順❼〜❽）

❼白湯によるフラッシュをします

　栄養剤の注入が終了したら、栄養管をPEGカテーテルのフィーディング・アダプタから外し、速やかに経腸栄養用シリンジで約20mlの白湯を勢いよく流します（10mlずつ）。これは洗浄の効果もあります。

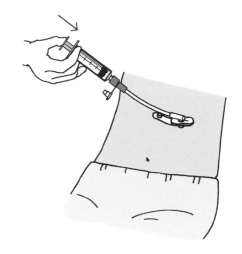

❽姿勢は保持します

　注入後30分は横にならず、注入時の半座位・座位を保持します。

私たちの食事と一緒ですね。
おなかがすいたら食事の支度をして、食卓に座って食事、そして、食後は温かいお茶で一息。

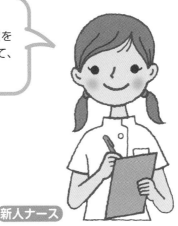

新人ナース

栄養剤注入における確認事項

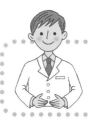

栄養剤の投与前・投与中・投与後にチェックすべき項目を押さえておきましょう。

✚ 栄養剤投与前の確認事項

● **患者さんの状態**

- ☐ 患者さんの様子はいつもと変わりないですか？
- ☐ 注入の姿勢は整えましたか？
- ☐ 口腔ケアをしましたか？

● **栄養投与ルート**

- ☐ 正しく接続されていますか？
- ☐ ねじれたり、曲がったりしていませんか？
- ☐ 汚れていませんか？
- ☐ 投与前に減圧（ガス抜き）をしましたか？

● **栄養剤**

- ☐ 栄養剤の種類や量は間違えていませんか？
- ☐ 冷えすぎていませんか？
- ☐ 使用期限は過ぎていませんか？
- ☐ 容器の破損や液漏れはありませんか？
- ☐ 容器がパンパンに膨れていたり、開封するとガスが吹き出たりしませんか？
- ☐ 腐敗臭はありませんか？
- ☐ 液体が沈殿していたり、固まっていたりしませんか？

栄養剤投与中の確認事項

● **患者さんの状態**

☐ 投与前の様子と変化ありませんか？

☐ 嘔吐・下痢などの症状はありませんか？

☐ ろう孔部からの漏れはありませんか？

☐ 姿勢は維持できていますか？

● **栄養投与ルート**

☐ 正しく接続されていますか？

☐ ねじれたり、曲がったりしていませんか？

☐ 投与速度は保たれていますか？

栄養剤投与後の確認事項

● **患者さんの状態**

☐ 投与前の様子と変化ありませんか？

☐ 嘔吐・下痢などの症状はありませんか？

☐ ろう孔部からの漏れはありませんか？

☐ 姿勢は維持できていましたか？

☐ 咳が出たり痰がからんだりしていませんか？

● **栄養投与ルート**

☐ 栄養剤投与後に、フラッシュはしましたか？

● **栄養剤**

☐ 栄養剤の種類や量は間違えていませんか？

☐ 水分量は足りていましたか？

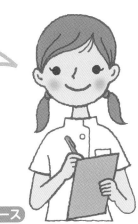

患者さんの安全のために、注入前から注入後まで、
状態の観察が大切なんですね。

新人ナース

水分補給はどれくらい必要なの？

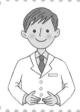

私たちの体の半分以上は水分でできています。水を蓄えているのは筋肉ですが、栄養状態の悪い方は筋肉の量が減っており、十分な水分を蓄えることができません。また、人間は何もしていなくても、呼吸や皮膚からの蒸発で、1日に1,000mlの水分を失っています（これを**不感蒸泄**といいます）。

水分補給の方法

1日に必要な水分量は、年齢・性別・体脂肪量によっても違いますが、実測体重×（25〜35）ml程度とされています。

「栄養剤の量＝水分量」だと勘違いしがちですが、水分は1.0kcal/1mlの製剤で約85%、濃度の濃い1.5kcal/1mlの製剤では約78%しかありません。水分量不足にならないよう、追加の水分を補う必要があります。

また、夏の暑い日、お風呂に入ったあと、あるいはその他ささいなことでも、脱水になる場合があります。感染症で汗をかいたり、下痢や嘔吐が続けば、当然ながら脱水になる確率は非常に高くなります。

▼水分量の考え方

必要水分量＝体重×25〜35ml
　　25〜55歳 ：35ml/kg/日
　　55〜65歳 ：30ml/kg/日
　　65歳以上 　：25ml/kg/日

栄養剤の水分量
　　1.0kcal/1ml製剤：約85%
　　1.5kcal/1ml製剤：約78%

脱水チェック

脱水症状のアセスメントとして、こんな症状があれば医師への相談が必要です。

- ☐ 嘔吐・下痢をしている
- ☐ 尿回数・尿量が減っている
  （500ml以下は特に注意が必要）
- ☐ いつもより熱が高い
- ☐ 脈拍が多い
  （普段より1分間に30回以上増える）
- ☐ 血圧がいつもより低い
- ☐ わきの下に湿り気がなく、乾いている
- ☐ 爪を押して離してから、2秒以内に赤みが戻らない
- ☐ 口の中に潤いがない

栄養剤注入時の疑問

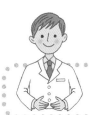

安全に栄養剤を注入するためにはどうすればいいのでしょうか。

どんな姿勢で栄養剤を注入すればいい?

栄養剤投与中の姿勢は、患者さんの上半身を30～60度起こした状態とします(半座位)。座位を保てる患者さんには、車いすに移っていただき、他の患者さん・家族と一緒に、食堂・ダイニングで注入します。

褥瘡のある患者さんは、ギャッジアップを30度程度におさえるか、逆に90度(座位)まで上げてしまうほうが望ましいとされていました。それ以外の角度は姿勢が崩れやすく、圧のかかりやすい仙骨部の皮膚にずれが生じて褥瘡が悪化しやすい、といわれています。半座位のときは、膝を曲げ、膝の下に枕をかませるなどして、時間と共に体位が崩れていくのを防ぐ配慮も必要です。また、あごが上に反った状態(後屈)にならないよう、後頭部に枕をあてて、あごを引いた状態(30度程度)にします。

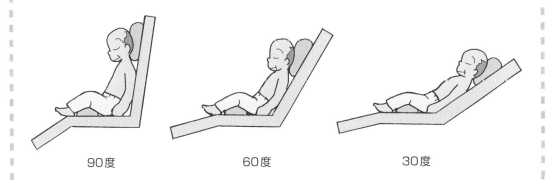

90度　　　　　60度　　　　　30度

胃は入り口も出口も右側にある

胃の出口が右側にあるため、注入中の姿勢は右側臥位（右を下にした横向き）がよいという考え方もあります。しかし、胃の形や胃ろう造設位置は個々の患者さんによって異なるため、一概に右側臥位が正しいとはいえないことがわかってきました。特に、30度程度の半座位では、右側臥位に

すると、食道裂孔ヘルニア（食道と胃の境目がゆるい状態）などのない患者さんでも、胃食道逆流（胃内容が食道へ逆流する現象）を生じる危険があります。これは、胃の入り口も右側にあることに関係していると思われます。

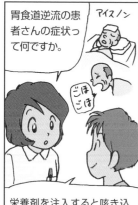

胃食道逆流の患者さんの症状って何ですか。

栄養剤を注入すると咳き込んだり、微熱が続いたり、栄養剤が上がってきて口から吸引することもあるんだ。

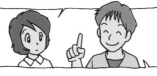

胃食道逆流の患者さんの注入時に気をつけることは何ですか？

注入前の減圧が重要なんだよ！ 栄養剤の注入前から胃内に空気が多いと、膨らんだ胃に注入することになって、胃の内圧は上がってしまうね。

膨らんだ胃に注入すると食道に上がってしまう

膨らんでいない胃に注入すると流れ良好

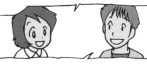

安全な注入の姿勢を教えてください。

褥瘡に対する配慮も必要だけど、食道裂孔ヘルニアなどがある場合、半座位で30度程度で右下にすると危険なこともある。仰向け座位60度以上の上半身UPが望ましいんだ。

胃は入口も出口も右側です。右側を向くと食道に逆流してしまいます！

←食道裂孔ヘルニア

（十二指腸にも流れるが、食堂への逆流もしやすい）

胃ろう造影をすれば一目瞭然

「微熱が続く」、「注入すると痰や咳が増える」、「栄養剤を注入すると顔色が悪くなる」、「口腔内から栄養剤が吸引できる」——これらの症状があれば、胃内容が食道に逆流する胃食道逆流症を疑います。

患者さんにとってどんな体位で注入するのが望ましいかを理解するには、胃ろう造影が一番です。胃食道逆流の有無、食道裂孔ヘルニアの有無がわかります。実際に注入するときの姿勢で造影を行うことにより、注入および逆流の状況が把握でき、どのような体位で注入するのがよいか一目瞭然となります。

胃ろう造設位置の重要性

胃ろう造影により、その患者さんの胃の形と胃ろうの造設位置がわかります。筆者らが検討した結果、胃ろうの造設位置により、「胃食道逆流」「下痢」「ろう孔からの漏れ」の各症状が起こりやすい傾向が異なることがわかってきました。個々の患者さんの胃ろうの個性（胃の形、胃ろう造設位置、食道裂孔ヘルニアなど）を理解することは、胃ろう管理の上でも非常に大切だといえます。

▼胃ろう造設位置別の合併症の頻度

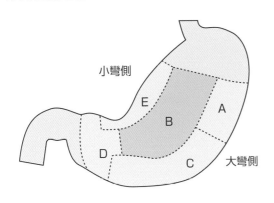

A：出血注意（術中）
　嘔吐・胃食道逆流多発地帯（術後）

B：ベストポジション

C：大腸誤穿刺に注意（術中）
　出血注意（術中）
　漏れ多発地帯（術後）
　スキントラブル多し（術後）
　誤挿入注意（交換時）

D：下痢と漏れ多発地帯（術後）

E：肝臓誤穿刺に注意（術中）
　出血注意（術中）
　胃内潰瘍に注意（術後）

知っていますか？　経口補水液（ORS）

　夏の暑いときや下痢などで軽い脱水になった場合は、水分補給にて改善することができます。ただ、重症の脱水になった場合は、病院にて点滴をする必要があります。この点滴には水だけでなく塩分を含んだミネラルが入っています。

　脱水のときは水分だけでなく塩分補給も必要となります。そのために開発されたのが**経口補水液**（**ORS**：Oral Rehydration Solution）です。ORSは次のように自宅でも作成できます。

　　水1000ml＋砂糖40g（大さじ4.5杯）＋塩3g（小さじ0.5杯）

　塩と砂糖では当然おいしくありません。レモン、カボスといった柑橘系の果汁（クエン酸）を加えてみてください（ポッカレモンのようなもので十分です）。

　また、砂糖をハチミツに変えてみてはいかがでしょうか？　ハチミツは砂糖よりも甘さを感じやすいため、分量は砂糖の半量〜1/3程度が目安です。なお、1歳未満の乳児にはハチミツは禁止です。

　胃ろう患者さんは胃ろうから水分やORSを自宅で注入することができ、点滴しなくても脱水が改善します。

注入速度は？

追加水は、300ml以内であれば、ボーラス投与でも可能なことが多いですが、導入時の注入速度は、1時間に200～400mlで開始します。

栄養剤の注入速度は、200ml/時が標準です。嘔吐や下痢がない場合は400ml/時程度までスピードアップできます。嘔吐や下痢が懸念される場合は、100ml/時以下で様子を見ながら注入する場合もあります。

滴下の速度は栄養管のクレンメで調節できますが、クレンメを閉めすぎると（ゆっくりにしすぎると）クレンメ部分で詰まってしまうことがあります。その場合は、イルリガートルの高さでも調節します。クレンメは上に回すと開き、下に回すと閉じるようになっています。

▼クレンメの操作

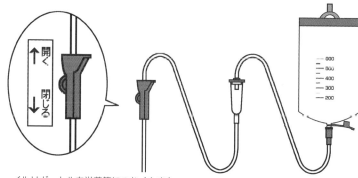

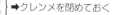

- イルリガートルを栄養管につなぐとき
- イルリガートルに栄養剤を入れるとき　　➡ クレンメを閉めておく

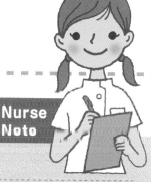

Nurse Note

栄養剤の滴下のテクニック

栄養管にもよりますが、およそ15滴が1mlになっています。1分間に25滴で1時間に100ml滴下できます。1秒1滴の滴下にすると、1時間に240mlになると考えて調節してください。30分程度経過したところで、予定通りに滴下できているかどうか確認し、調整すれば問題ありません。途中で止まったり、滴下速度が速くなったりすることもあるので、ときどき確認が必要です。

栄養剤は水に比べて濃度が濃いため、クレンメの位置が同じだと水のほうが滴下速度が速くなるので、注意が必要です。

また、粘度の高い栄養剤や繊維の多く入った栄養剤は、ゆっくり滴下しようとしてクレンメを閉めすぎると、クレンメ部分で詰まることがあります。その場合は、クレンメをある程度開いた状態で、イルリガートルの高さ（高いと速度が速くなり、低いと遅くなる）で調節してみてください。

日々の胃ろうケアを楽しく

日々の胃ろうケアを楽しむためのアイテム "ペグカバー" を紹介します。

最近は高齢者の胃ろうばかり注目されがちですが、胃ろうは小児に対しても造られています。重症心身障害児など、摂食に障害のある小児にとっても胃ろうは欠かせないものです。

その子供たちの毎日のケアの中で、季節のイベントを楽しんだり、おしゃれを楽しむために作られたのが "ペグカバー" です。ハロウィンにはお化けの形、クリスマスには雪だるまの形など、いろいろな柄と形があります。使い捨てにされるコットンパフやガーゼとは違って、汚れたら洗濯して繰り返し使えるので、衛生的・経済的です。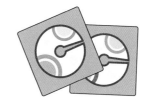

ペグカバーのほかにも、イルリガートルをかわいく彩るイルリガートルカバーなどがあるようです。このようなアイテムを使用することで、日々の胃ろうケアを業務的な医療行為とは感じなくなり、明るく楽しんで行えるようになるかもしれません。　　　　〈医療法人 西山医院　中村智子〉

在宅には点滴スタンドがありません

在宅で胃ろう経管栄養を行う場合は、点滴スタンドもありません。鴨居からS字フックをかけるなどして、イルリガートルをつるします。注入中、イルリガートルに直射日光があたらないように、ベッドの位置調整や遮光を行います。また、イルリガートルは体から50cm程度は上から滴下できるように高さを調節します。リクライニングのベッドがなかったり、半座位を保持できない患者さんも少なくありません。その場合は、クッションや座布団を使って工夫します。

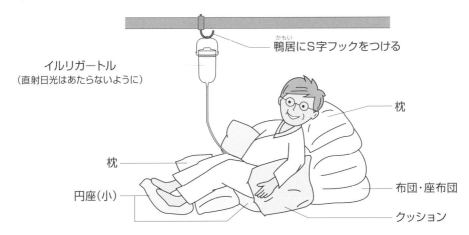

イルリガートル
（直射日光はあたらないように）

鴨居にS字フックをつける

枕

枕

円座(小)

布団・座布団

クッション

栄養剤の半固形化って何？
栄養剤の形態により注入方法は違うの？

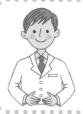

「栄養剤といえば液体」という概念が一般的でしたが、栄養剤の半固形化が有用であることがわかってきました。栄養剤の半固形化の先駆者である蟹江治郎先生（ふきあげ内科胃腸科クリニック院長）は、「寒天による固形化」を推奨しておられます。

 ## 栄養剤の半固形化のタイプと特徴

　栄養剤の半固形化には次のようなタイプがあります。

①寒天やゼラチンでゼリー状に固める方法
②増粘剤等でとろみをつける方法
③食品の半固形化栄養剤
④医薬品の半固形化栄養剤

▼半固形化のタイプと特徴

	寒天やゼラチン	増粘剤等によるとろみ	食品半固形化栄養剤	医薬品半固形化栄養剤
簡便性	×	○	◎	◎
加熱処理	要	不要	不要	不要
硬さ	様々	様々	様々	ヨーグルト状
栄養剤との相性	よい	様々	―	―
ビタミン、ミネラル	少ない	少ない	豊富	少ない
たんぱく質	少ない	少ない	豊富	少ない
手間	多い	多い	少ない	少ない
清潔	煩雑	煩雑	衛生的	衛生的
価格	安価	安価	高価	安価

　栄養剤が液体であるがゆえに、胃食道逆流、ろう孔からの漏れ、下痢が起こりやすいのであれば、栄養剤を半固形化することで解決します。また、半固形化した栄養剤には「注入時間が短縮できる」などの長所があることもわかってきました。固形化と半固形化の違いや定義などについては、いろいろな研究会でいまも議論されています。

寒天による半固形化 （『胃瘻PEG合併症の看護と固形化栄養の実践』より）

「寒天による固形化」では、追加水も一緒に半固形化できるため、水分不足を補えるという利点があります。

▼栄養剤の寒天による半固形化の手順

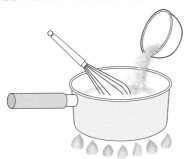

❶栄養剤の20～40%量の水（追加水となるもの）に粉寒天を入れ、80℃以上に加熱して溶かします（粉寒天の量は、水分〈栄養剤＋水〉の約0.8%）。

 例

栄養剤1000ml＋水200mlの場合は

1200×0.8%＝9.6g

となり、9.6gの粉寒天が必要です。
粉寒天の種類や栄養剤の種類、水分量によって固さが変わるので、注意してください。

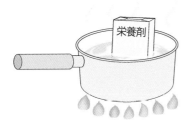

❷60～70℃のお湯で、栄養剤は容器のまま温めておかないと、寒天の塊（だま）ができてしまいます。

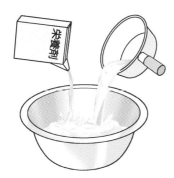

❸完全に溶けた寒天液に温めた栄養剤を入れ、約30秒間十分に混ぜ合わせます。このとき、50～55℃であるかどうかを確認しましょう。

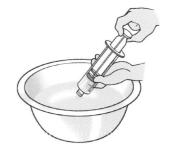

❹経腸栄養用シリンジに吸い込みます。

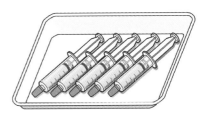

❺並べて粗熱をとります。

❻経腸栄養用シリンジの口をラップで包み、冷蔵庫で保管します。
注入時は2時間前に冷蔵庫から出し、常温に戻してから行いましょう。
注入時間は15分程度が目安です。

胃ろう造影を行ったところ、胃食道逆流の患者さんであっても、60度程度の半座位で注入すれば安全な場合が多いことがわかっています。しかしながら、そもそもいきなり栄養剤が入ることが、胃にとっては準備不足であってトラブルのもとだといえるでしょう。

そこで筆者らは、まず薬剤（胃蠕動促進剤含む）を簡易懸濁法（p.94参照）で投与し、直後に追加水も液体の形でボーラス投与します。そして30分後に、半固形化されている栄養剤を15分程度かけて注入しています。この方法で、ほとんどの患者さんの胃食道逆流を回避できています。患者さんにとっても、半座位の時間が90分程度と短くて済むので好評です。

この方法であっても胃食道逆流が強い患者さんの場合は、追加水も半固形化して注入しなければなりません。寒天やゼラチンを使用する方法であれば、それらを溶かす際の水分量が追加水になります。しかし、増粘剤を使う方法や半固形化栄養剤では、何らかのかたちで追加水を半固型化して注入する必要があります（あらかじめ半固形化された水も発売されています）。

半固形化栄養剤投与の際は、PEGカテーテルの内径が細いと注入時の抵抗が増します。ボタン型の場合は、ボーラス投与用の接続チューブを使うと抵抗が減ります。注入時に力が要るため、介護者が高齢者の場合は配慮が必要です。

胃ろうのろう孔から十二指腸や空腸へカテーテルを留置する腸ろう化のことです。胃内へ栄養剤を注入すると嘔吐や胃食道逆流が起こる患者さんに有効です。空腸へ栄養剤を注入したり、胃内に貯留したガスを減圧するために使用します。

空腸へ直接栄養剤を投与するので、下痢やダンピング症候群＊の注意が必要です。栄養剤は経腸栄養ポンプを使用し、時間をかけて注入することが勧められています。胃ろうカテーテルに比べて内腔が細長いので、チューブが閉塞しないよう、投与前後には白湯によるフラッシュが必須です。

PEG-Jカテーテルは1周以上の回転をしてはいけません（半周右回転のあと半周左回転して元に戻します）。胃の減圧中にチューブの内腔がキンク＊してしまったり、チューブが胃内でループを巻いてしまうことがあるからです。

＊**ダンピング症候群**　胃切除術の患者さんなどで、栄養剤が腸に直接かつ急速に入ることで起こる。主な症状として冷汗、動悸、めまいなどがある。
＊**キンク**　チューブが折れたり、よじれたりする状態。

▼経胃ろう的空腸チューブ留置術

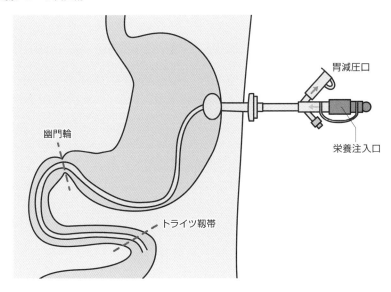

胃減圧口

栄養注入口

幽門輪

トライツ靭帯

▼PEG-Jカテーテルの構造

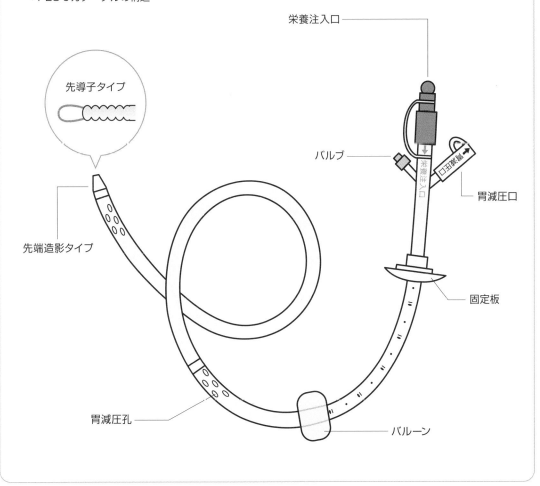

栄養注入口

先導子タイプ

バルブ

胃減圧口

先端造影タイプ

固定板

胃減圧孔

バルーン

薬剤投与の簡易懸濁法って何？

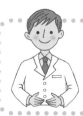

簡易懸濁法は、倉田なおみ先生（昭和大学薬学部教授）の発案になる薬剤投与法で、全国的にも普及しつつあります。近年は簡易懸濁法に適した多くの口腔内崩壊錠（OD錠）が発売されています。

➕ 簡易懸濁法の実際

簡易懸濁法は、従来の錠剤粉砕やカプセル開封に代わる薬剤投与法です。PEGカテーテルの閉塞を防ぎ、散剤よりも安価な錠剤が使用でき、粉砕しないために手間も軽減できます。簡易懸濁法が困難な薬剤もあるため、経管投与適否一覧表と照らし合わせる必要があります。

▼粉砕法と簡易懸濁法の比較

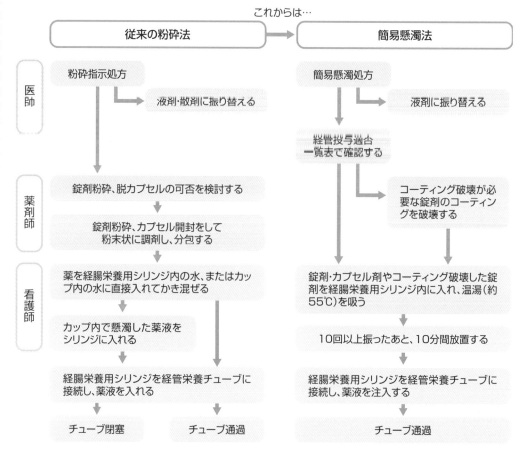

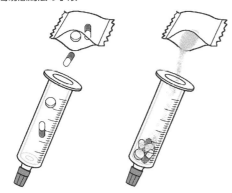

❶1回ぶんの錠剤・散剤をすべて直接経腸栄養用シ
リンジに入れます。
※コーティング破壊が必要なものは、破壊後に経腸
　栄養用シリンジに入れます。

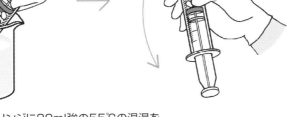

55℃温湯の作り方

沸騰したポットのお湯と水道水を2:1で
合わせると、約55℃の温湯ができます。
※指で吸い込み口を押さえる場合は、必
　ず使い捨て手袋を着用します。

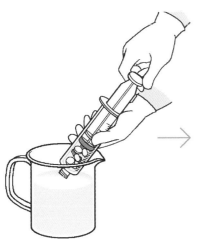

❷経腸栄養用シリンジに20ml強の55℃の温湯を
引き入れ、キャップをするか指で吸い込み口を押
さえ、垂直方向に10往復以上、回転(シェイク)さ
せます。

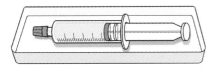

❸薬剤が懸濁するまで、約10分間放置し
ます。
※時間が長すぎると配合変化や薬効低下
　が起こる場合があり、注意が必要です。

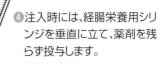

❹注入時には、経腸栄養用シリ
ンジを垂直に立て、薬剤を残
らず投与します。
※最後に白湯でフラッシュする
　と、カテーテル内にわずかに
　残った薬液も胃内に入りま
　す。

▼経管投与適否一覧表の例（簡易懸濁法が困難な薬剤もあり）

商品名	一般名	粉砕不可	剤形	適否	温湯		崩壊→温湯		備考	代替品
					5分	10分	5分	10分		
アスパラカリウム錠	L-アスパラギン酸カリウム	*	F	×	×	×	—		粉砕不可 1週間で吸湿固化	アスパラK散
アダラートCR錠	ニフェジピン	*	F、徐	×	—					セパミットR細
アデホスコーワ顆粒	アデノシン三リン酸二ナトリウム	*	腸	×		悪			1回1g最小通過サイズ18Fr. 水を大量に要す	
エビプロスタット錠	オウメガサソウエキス、他	*	糖、腸	×	×	×	×	×		
MSコンチン錠	硫酸モルヒネ	*	F、徐	×	—					オプソ
カルナクリン錠	カリジノゲナーゼ	*	F、腸	×		△			55℃(失活)	
コロネル細粒	ポリカルボフィルカルシウム		細	×		悪			1回1.2g	
セレキノン錠	マレイン酸トリメブチン		F	×	×	×	×	×	粉砕△	
グラマリール細粒	チアプリド塩酸塩		細	×		悪			水面に浮遊し投与不可能	グリマリール錠
セレニカR顆粒	バルプロ酸ナトリウム		F、徐	×		悪				デパケンシロップ
タナドーパ顆粒	ドカルパミン顆粒		F、顆	×		悪			1回1g 粉砕△	ニュープロパッチ
テオドール錠	テオフィリン	*	徐	×	—					テオドールDS
デパケンR錠	バルプロ酸ナトリウム	*	糖、徐	×						デパケンシロップ
バイアスピリン錠	アスピリン		F、腸	×						バファリン81
バリエット錠	ラベプラゾールナトリウム	*	F、腸	×	×	×	—			ネキシウム懸濁用顆粒
フェロ・グラデュメット錠	硫酸鉄	*	F、徐	×						フェロミア
ベリチーム顆粒	濃厚膵臓性消化酵素	*	糖、腸	×		悪			1回1g	
ヘルベッサーRカプセル	塩酸ジルチアゼム		硬、徐	—					脱カプ○ ディスペンサーから出ない	
ヘルベッサー錠	塩酸ジルチアゼム	*	裸、徐	—						
ペンタリ錠	メリラジン	¥	F	×	×	×	×	×		
ポンタールカプセル	メフェナム酸		硬	×	×	×				ポンタールシロップ
ハルカリ錠	チアプリ゛ル		糖	△	△	△		△	粉砕○	
ユニコン錠	テオフィリン		徐	×	—					テオドールDS
リスモダンR錠	リン酸ジソピラミド	*	F、徐	×						
アスピリン	アスピリン		細	☆		悪			1回0.1g 1回量が多いと閉塞する	バファリン81
カリメート	ポリスチレンスルホン酸カルシウム		散	☆		悪			2.5gを20mLで懸濁し、すぐに注入	
クレメジン細粒	クレメジン原体		細	☆		悪			1回2g 混合しながら注入	
酸化マグネシウム	酸化マグネシウム		細	☆		悪			1回1g 2g以上なら閉塞、少量→14Fr.	マグミット錠
タガメット細粒	シメチジン		細	☆		悪			1回1g 65℃の湯に入れ浮いてくる固まりを捨てる	タガメット錠
アレグラ錠	塩酸フェキソフェナジン		F	△	×	○			最小通過サイズ14Fr.懸濁後の粒子大	アレロックOD
ボルタレンSRカプセル	ジクロフェナクナトリウム		硬、徐	△	○				最小通過サイズ12Fr.注入速度をはやくすれば8Fr.可	ボルタレン錠
エリスロシン錠	エリスロマイシン		F、腸	○	×	×	○		胃酸で失活・腸蠕動促進目的なら可	
タナトリル錠	塩酸イミダプリル		裸	○	×	×	○			
ニューロタン錠	ロサルタンカリウム		F	○	×	×	○			
ボルカリ錠	アテノ゛ノナトリウム		F	○	×	×	○			
グラマリール錠	チアプリド塩酸塩		ト	○	×	×	○			
ロキソニン錠	ロキソプロフェンナトリウム		裸	○	×	×	○			
アスパラカリウム散	L-アスパラギン酸カリウム		散	◎		悪			1回1.8g 多めの水で洗浄	
アタラックス-P	パモ酸ヒドロキシジン		硬	◎	○				多めの水で洗浄	
カロナール錠	アセトアミノフェン		裸	◎	×					
ネキシウム懸濁用顆粒	エソメプラゾール		顆	☆		悪			温湯ではダマになるため水にて懸濁 粘性が出るためにすぐに注入	
バファリン81mg錠	アスピリン・ダイアルミネート		配	◎	○					
メイアクトMS錠	セフジトレンピボキシル	*	F	◎	○					

●剤形の略号
裸 裸錠
糖 糖衣錠
F フィルムコート
腸 腸溶性製剤
徐 徐放性製剤
硬 硬カプセル剤
顆 顆粒
細 細粒
散 散剤
配 配合剤

●経管投与適否判定記号
× 不適 簡易懸濁法では投与に適さないもの
☆ 条件付1 備考欄の条件を満たせば投与可能なもの
△ 条件付2 チューブのサイズにより通過の状況が異なるもの
○ 適1 錠剤を破壊、あるいはカプセルを開封すれば、適2を満たすもの
◎ 適2 10分以内に崩壊・懸濁し、8Fr.チューブを通過するもの

●経管栄養チューブの太さ「French size」について
フレンチは気管内チューブや経管栄養チューブの太さを表す数字
（外径）×3がフレンチサイズ 1フレンチ(Fr.)＝約0.33mm

●簡易懸濁判定記号
○ 完全崩壊または経腸栄養用シリンジに吸い取り可能
× 投与困難
△ 時間をかければ完全崩壊またはフィルム残留によりチューブを閉塞する危険性あり
— 対象外
良
やや悪 散剤の分散性
悪

味の素ファルマ株式会社発行 ペグケアレター vol.2改変（商品名®略）
参考図書：内服薬経管投与ハンドブック—第3版—（監修：藤島一郎、編集：倉田なおみ、株式会社じほう、2015）

薬剤を栄養剤と一緒に混ぜないで!

薬剤を栄養剤や追加水に混ぜたくなる気持ちは理解できますが、決して混ぜないでください。薬剤を混ぜて注入すると、イルリガートルや栄養管に残っていることがあります。

また原則的に、追加水は300ml以内であれば、薬剤投与後に経腸栄養用シリンジでボーラス投与することを勧めています。

注意を要する薬剤

薬剤の中には、水に溶けにくいものや、注意を要するものがあります。徐放剤(徐々に溶け出すように作られた薬剤)、腸溶剤(胃酸で効果が減弱するため、胃で溶けずに腸で溶けるようにコーティングされている薬剤)、軟カプセル剤などです。

これらを無理に粉砕したり、カプセルを開封して溶かしたりすると、薬の本来の作用が増強されたり、逆に、発揮できなくなったりします。錠剤をつぶすというような医薬品の加工は、本来、禁止行為だということを再認識する必要があります。

薬剤によるPEGカテーテルの影響

下剤のカマグ(酸化マグネシウム)や、エリスロマイシン(抗生剤)、パーキンソン病の薬剤の一部に含まれる塩酸アマンタジンなどは、PEGカテーテルのシリコンを劣化させやすいことが知られています。

経管投与時の配合変化

カマグ(酸化マグネシウム)は、細粒であるにもかかわらずチューブで詰まりやすいのですが、同じ成分のマグミット錠を簡易懸濁法で投与した場合は、その心配がありません。ただし、マグミット錠はアルカリ性の薬剤です。

マグミット錠を、例えばマドパー(レボドパ製剤)やセフェム系の抗生剤の一部と同じ経腸栄養用シリンジの中で簡易懸濁すると、これらの薬剤は酸性であるため、変色したり効力が落ちたりします。簡易懸濁して10分以内に投与すれば問題ないのですが、長時間、1つの経腸栄養用シリンジ内に置いておくと問題が起きます。

食塩や醤油の投与方法

単一の栄養剤（特に医療品扱い）のみで長期間注入し続けると、塩分が不足することが多く、薬剤として塩化ナトリウムが処方されていることがあります。塩化ナトリウムは、他剤と一緒に懸濁させると、他剤の懸濁を阻害することがあります。このため、塩分補給のための塩化ナトリウム（食塩）や醤油は、別に投与するようにしていま

す。また、20ml程度の白湯で胃内に投与すると、胃腸への刺激も気になるため、白湯で溶いたものを追加水に入れる方法をとっています。

いずれにしても、「簡易懸濁法に適している薬剤か？」、「配合禁忌はないか？」を薬剤師に確認することが必要です。

フラッシュのコツ

薬剤投与後にPEGカテーテル内に薬剤が残ると、詰まりや汚れの原因になるので、薬剤投与後にはフラッシュが必要です。また、薬剤投与が詰まりの原因になることが多いため、「薬剤投与（簡

易懸濁法）→フラッシュ→追加水→栄養剤→フラッシュ」の順に注入することをお勧めしています。

フラッシュのコツは次の4点です。

①経腸栄養用の大きなシリンジではなく、20mlや30mlのものを使う
②20mlを1回で投与するのでなく、10mlずつ2回に分け、それぞれ一気に（1秒以内で）圧をかけること
③水よりも微温湯のほうが効果的
④空気ができるだけ入らないようにすること

日常のケアの流れ
（栄養剤注入、簡易懸濁法、酢ロック）

まず手洗いを行い、使い捨て手袋を着用します。

❶薬剤を準備する（p.94、95参照）
・1回ぶんの薬剤を、錠剤も散剤もすべて経腸栄養用シリンジに直接入れます。
・約55℃のお湯を20ml強だけ吸い上げます。
・10回以上振り、約10分間自然放冷します。

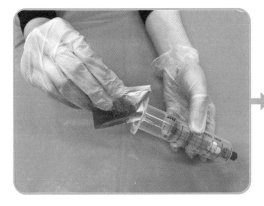

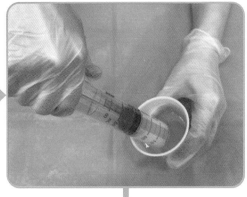

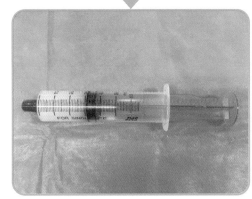

❷イルリガートルに栄養剤を入れる
（p.99参照）

* 栄養剤は常温で準備します。Ａのクレンメは閉めておきます。
* イルリガートルに栄養剤を入れます（追加水が必要な場合は先に注入します）。
* 栄養管の点滴筒を左右から指で押してＢに栄養剤を満たし、Ａのクレンメを開放して栄養管の先端まで液を満たします。

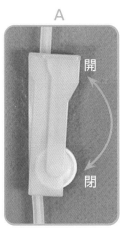

A

開

閉

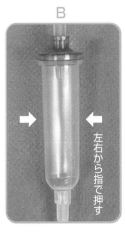

B

左右から指で押す

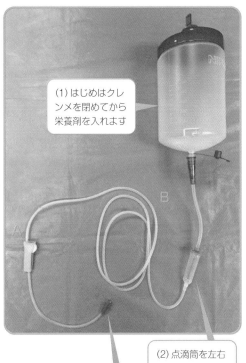

（1）はじめはクレンメを閉めてから栄養剤を入れます

（2）点滴筒を左右から指で押して1/3くらいまで栄養剤を満たします

（3）次にクレンメを開放して、先端手前まで満たします

❸上半身を起こす

- 栄養剤を注入する前に、必ず上半身を30〜90度に起こして注入のための姿勢を整えます（寝たままで注入すると、胃に注入された栄養剤が逆流して気管に入り、肺炎の原因となることもあります）。
- 必要なら、注入の前に痰を吸引しておきましょう。

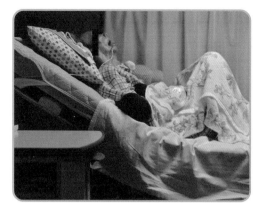

❹薬剤を注入する

- 空の経腸栄養用シリンジで減圧（ガス抜き）を行い、胃内を確認します。
- 薬剤の入った経腸栄養用シリンジが懸濁していることを確認し、注入します。
- 20mlの経腸栄養用シリンジで白湯をフラッシュします。

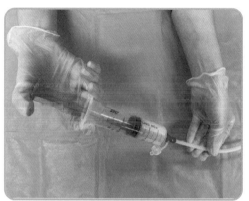

❺栄養管を接続する

- 栄養管とPEGカテーテルを、しっかりつなぎます。
- 栄養剤の注入口以外はキャップをしっかり閉めておきます。

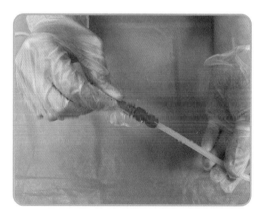

❻栄養剤を注入する
（追加水がある場合は、まず追加水から滴下）

- クレンメを開けると、栄養剤の注入が始まります。
- クレンメで注入速度を調整しましょう。
- 時計の秒針の速さを目安に、滴数を合わせます（240ml/時の場合は1秒に約1滴）。
- 速くなったり止まったりすることがあるので、ときどき残量を確認しましょう。

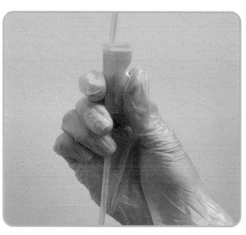

❼チューブを外す

・注入が終わったら、PEGカテーテルから栄養管を外し、キャップを閉めます。

方法A

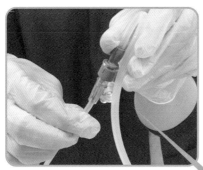

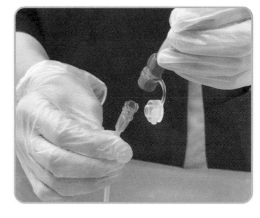

> 内容物が飛び出ないように、カテーテルを指で軽く折り曲げる

方法B

開
閉

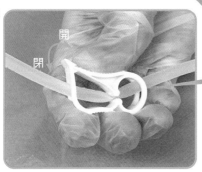

> カテーテルのクランプを使って、内容物の逆流を止める

❽白湯でフラッシュする

・栄養剤の注入が終わったら、必ず白湯でフラッシュします。

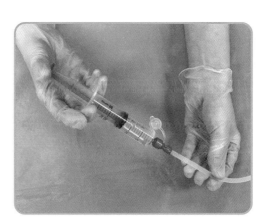

❾しばらく上半身を起こしたままにしておく

・❽まで終わったら、胃食道逆流を防ぐために30分〜1時間くらいは上半身を起こしておいてください。

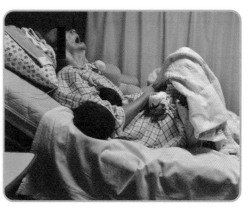

⑩**イルリガートル、栄養管、経腸栄養用シリンジを洗浄する**

- 使用した物品は食器洗い用の洗剤で洗い、水でよくすすぎ、しっかり自然乾燥させます。
- 1日1回は次の写真のように消毒液中に完全に沈め、1時間、浸け置き消毒をしましょう。
- ふたのついた容器に消毒液を入れて物品を投入し、しっかり浸け置きできるように工夫します。

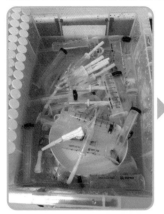 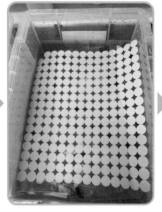 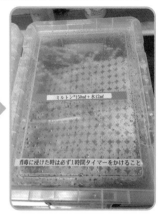

- 消毒用ミルトン®の調合

> ミルトン®（0.01%次亜塩素酸ナトリウム）を水で80倍に薄めてミルトン®溶液を作ります。
> （例：ミルトン®50mlに対し水4ℓ）

⑪**酢ロック（p57参照）**

- 洗浄・殺菌効果のある酢を水で10倍に薄めた酢水（酢：水＝1：9）を作り、チューブ型のPEGカテーテル内に充填します。
- 注入口から10〜20mlの酢水を注入し、クランプしたままキャップを閉めると充填できます。
- 汚染してからでは遅いため、新品のときから1日1回、寝る前に行うとよいでしょう。

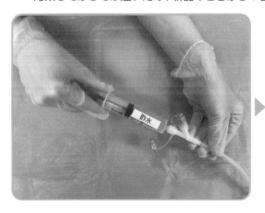 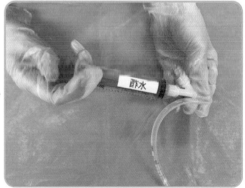

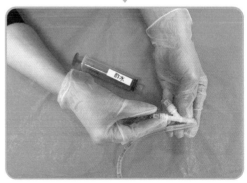

半固形化栄養剤の場合

❶～❺は同様
❻ 追加水が300ml以内であれば、ボーラス投与
　追加水投与の30分後に、「用手的に（手を使って）」、「スクイーザー、キッチンクリップにて」、「加圧バッグにて」のいずれかの方法により、15分程度で半固形化栄養剤を注入
❼～⓫は同様

▼用手的に

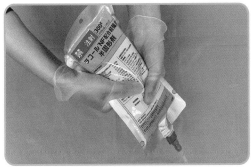 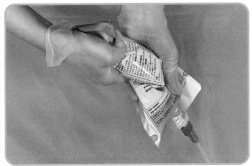

▼スクイーザー、キッチンクリップにて

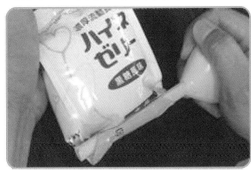 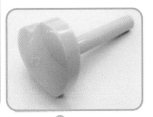

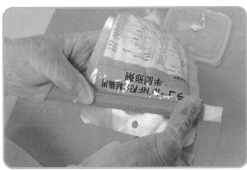

食品の半固形化栄養剤には、スクイーザーが無償で提供されています。

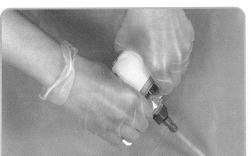

100円ショップで購入できるキッチンクリップを利用しての注入も可能です。

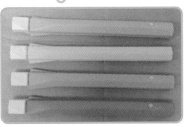

▼加圧バッグにて

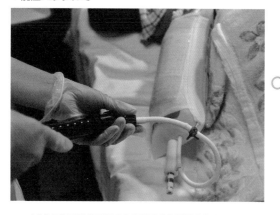

半固形化栄養剤の注入には加圧バッグを使うのがお勧めです。

加圧バッグの値段：3,000〜7,000円

在宅医からみた、緩和ケアとしての胃ろう

　筆者は在宅医療の現場でも、医療・介護・福祉のスタッフやご家族から胃ろうの適応について相談を受けることが少なくありません。その経験上、誤った認識を持つ人が多いことを憂慮しています。

　胃ろうへのバッシングはいまなお続いています。マスコミの影響もありますが、むしろ長年にわたり、「退院させるための胃ろう造設」「胃ろう造設後は禁食に」といった、延命治療と誤解されても仕方のない胃ろうの使われ方が多かったことが、このような結果を招いたと考えます。

「胃ろうは延命治療ですから…」	『胃ろうは本来、緩和治療や緩和ケアとして活用すべきものと考えています』
「胃ろうにすると、口から食事できないんですよね…」	『経口摂取を最後まで楽しむために、サポートするものとして胃ろうがあります』
「胃ろう栄養を始めると、やめられないですよね…」	『もちろん、十分に経口摂取できるようになれば、抜去することも可能です。人生の最終段階においては、注入量を調整（減量）していくこともできます』

　キュアよりもケアを重視する在宅医療では、患者さんの望む**目標をサポートするための胃ろう**であることが大切です。**"生きている（命）ための胃ろうではなく、生きていく（生活）ための胃ろう"**であれば、胃ろう患者さんのQOLを向上することにもつながり、終末期においても平安な生活を過ごしていただくことにつながると信じています。

　地域全体で胃ろう患者さんをサポートしながら、「胃ろうにしてQOLが低下した」などとは決して言われず、「胃ろうにしてよかった」と思っていただけるような医療を提供していきましょう。

chapter 6

胃ろう患者さんの
トラブルシューティング

突然、胃ろうのトラブルが起こっても、慌てないで済むよう、

起こりうるトラブルとその対処法を知っておきましょう。

事故抜去、自己抜去

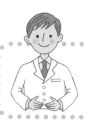

胃ろうのトラブルの中でも、「PEGカテーテルが抜けてしまう」ことは患者さんにとって緊急事態を意味します。

PEGカテーテル事故（自己）抜去時の緊急連絡網の設置

PEGカテーテルを抜けたままにしておくと、ろう孔は24時間以内に閉じてしまいます。特に、造設後1～2週間はろう孔が未完成な状態なので、PEGカテーテルが抜けたためにろう孔損傷が起こって腹膜炎に発展することもあり、十分な注意が必要です。

病院・住宅・デイケア施設のどこであっても、また、朝・昼・晩・夜中のいつであっても、事故（自己）抜去に対応できる状態にしておく必要があります。筆者らは、患者さんのベッドサイドに緊急連絡網のメモを貼っておくように指導しています。

「事故抜去」「自己抜去」への対応

もし抜けてしまったら、少しでも早くろう孔を確保することが必要です。発見者は慌てずに、抜けてしまったPEGカテーテルに内部ストッパーがついているか否かをすぐに確認し、捨てないで置いておきます。出血や栄養剤の漏れがあれば拭き取り、ガーゼやタオルをろう孔にあてがいます。そして、緊急連絡網に従って速やかに連絡をとり、医師等の指示に従います。

▼事故抜去・自己抜去の対策

発見者の行うこと	医療者が行うこと
①PEGカテーテルに内部ストッパーがついているか否かを確認	①左記①～⑦の再確認
②ろう孔部より出血が続いていないか、痛みが強くないかの確認	②ろう孔確保（チューブ挿入）
③ガーゼやタオルをろう孔にあてる	③PEGカテーテル再挿入の手配
④緊急連絡網に従って連絡をとる	在宅では対応できないケース（病院への緊急搬送）
⑤抜けた時間（推定時間）の確認	①内部ストッパーが胃内に残っている
⑥PEGカテーテルの種類とサイズの確認	②抜けてから10時間以上経過している
⑦最終のPEG交換日の確認	③ろう孔部の出血や痛みが強い
	④ろう孔の確保が困難

▼ろう孔確保の方法（PEGカテーテルの種類別）

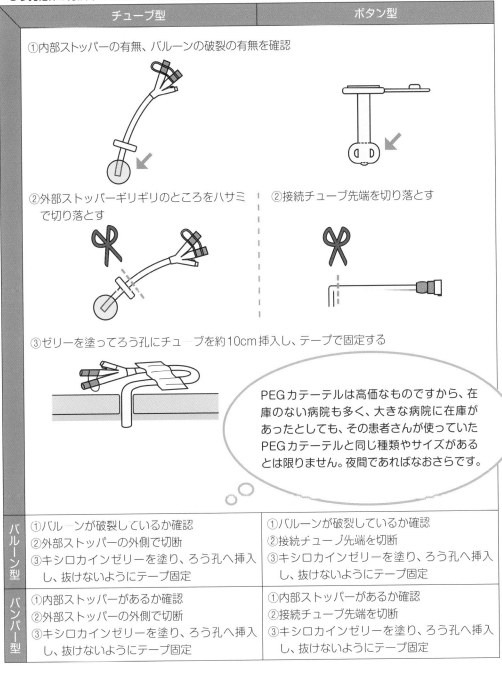

	チューブ型	ボタン型
	①内部ストッパーの有無、バルーンの破裂の有無を確認	
	②外部ストッパーギリギリのところをハサミで切り落とす	②接続チューブ先端を切り落とす
	③ゼリーを塗ってろう孔にチューブを約10cm挿入し、テープで固定する	

> PEGカテーテルは高価なものですから、在庫のない病院も多く、大きな病院に在庫があったとしても、その患者さんが使っていたPEGカテーテルと同じ種類やサイズがあるとは限りません。夜間であればなおさらです。

	チューブ型	ボタン型
バルーン型	①バルーンが破裂しているか確認 ②外部ストッパーの外側で切断 ③キシロカインゼリーを塗り、ろう孔へ挿入し、抜けないようにテープ固定	①バルーンが破裂しているか確認 ②接続チューブ先端を切断 ③キシロカインゼリーを塗り、ろう孔へ挿入し、抜けないようにテープ固定
バンパー型	①内部ストッパーがあるか確認 ②外部ストッパーの外側で切断 ③キシロカインゼリーを塗り、ろう孔へ挿入し、抜けないようにテープ固定	①内部ストッパーがあるか確認 ②接続チューブ先端を切断 ③キシロカインゼリーを塗り、ろう孔へ挿入し、抜けないようにテープ固定

　なお、ろう孔の確保は無理をせず、抵抗を感じた時点で中止することが大切です。抜去されてから10時間以上経過していると、ろう孔はすでに閉じ始めており、挿入されていたPEGカテーテルも挿入しにくくなります。これを無理して挿入すると、ろう孔を損傷することになり、誤挿入の原因になります。

　事故抜去・自己抜去時、新しいPEGカテーテルの再挿入は、基本的には内視鏡で確認しながら行うことが望ましいと考えています。
　ろう孔損傷の程度を確認し、出血が多い場合や痛みが強い場合は、自宅での対応を断念し、圧迫止血とろう孔の確保のみを行って病院へ緊急搬送することもあります。

嘔気・嘔吐・胃食道逆流

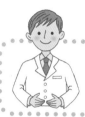

嘔吐してしまうと、誤嚥の原因になります。患者さんが気持ち悪そうにしておられる間に対処できるのが理想です。

嘔気・嘔吐・胃食道逆流

嘔気や嘔吐、胃食道逆流がみられるときは、まず胃内容の確認が必要です。ボタン型の場合は接続チューブを接続し（逆流防止弁が内部ストッ

パーにある場合は減圧用の接続チューブを使用）、経腸栄養用シリンジで吸引して、胃内容の量を確認します。

▼嘔気・嘔吐・胃食道逆流（気持ち悪そうにしていたり胃の内容物を吐いたりする場合）の対処法

嘔気・胃食道逆流を疑う場合
・注入前に声をかけて反応や顔色を観察する
・注入時は半座位で行う
・胃の内容物の量を確認 　　50ml未満の場合：ゆっくり注入開始 　　50ml以上の場合：30分〜1時間後に再度確認し、50ml以上なら医師に連絡
・注入が終わっても30分は半座位のままにしておく
さらに嘔吐した場合
①医師に連絡
②口腔内の栄養剤の吸引
③左側臥位
④PEGカテーテルを開放する（減圧）。胃内容を可能な限り吸引する

ボールバルブ症候群によるトラブル

チューブ-バルーン型の場合にのみ起こるトラブルがあります。バルーンが胃の蠕動<small>ぜんどう</small>によって引っ張られ、十二指腸に排出されて、胃の出口をふさいで栓をした状態になってしまうことがあります。

これをボールバルブ症候群 (Ball-Valve Syndrome) といいます。日常ケアの際に、PEGカテーテルが引き込まれていないかどうか、外部ストッパーの位置を確認することが必要です。

ボールバルブ症候群は、嘔気・嘔吐・胃食道逆流ならびに胃ろう周囲の漏れの原因となります。

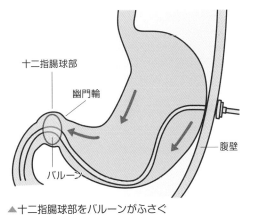

▲十二指腸球部をバルーンがふさぐ

「事故抜去」vs.「自己抜去」——それぞれの特徴と予防策

「事故抜去」は、介護者や医療者の不注意によるものが多く、ベッドの移動、体位変換、入浴中などに引っ張られて抜けてしまうことです。

予防のため、PEGカテーテルのチューブを収納しておけるポケット (袋) を作っている介護者の方もおられます。また、チューブ型のPEGカテーテルをボタン型に交換すれば、注入中以外の事故抜去を回避できます。

バルーン型では、バルーンの蒸留水が抜けてしまったり、バルーンが割れてしまったりすることがあるので、構造的にもバンパー型以上に事故抜去や逸脱への注意が必要です。

「自己抜去」は、患者さんが引っ張って抜いてしまうことです。自己抜去は、造設後2週間までの創部の痛みがある時期に起こりやすいほか、PEG周囲にただれや炎症などがあって痛みを伴っている場合に多いようです。

自己抜去時に握る部位にもよりますが、チューブ型の場合は、引っ張ってもチューブが伸びるために抜けにくく、ボタン型はあそびがないために自己抜去が多い、という印象があります。

造設後で痛みがある間は、疼痛の緩和のほか、手がろう孔部に行かないように腹帯をしたり、手にミトンをはめたりする配慮が必要です。また、PEG周囲のスキンケアを徹底して、痛みのない状態に保っておくことも重要です。

便秘

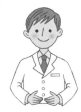

2017年にリニューアルされた「慢性便秘症診療ガイドライン」での便秘の定義は、"本来体外に排出すべき糞便を十分量かつ快適に排出できない状態（排便回数や排便量が少ないために糞便が大腸内に滞った状態）"とされました。胃ろう患者さんには、大腸通過遅延型と排便困難型、もしくはその合併が多いようです。

便秘の原因と対処法

　胃ろう患者さんの便秘の原因も私たちと同じで、水分不足、繊維不足、運動不足です。3日に一度は排便があるようにしたいものです。排便困難型には、まずは浣腸や坐剤が選択されます。

　訪問入浴の前日の晩に下剤の投与を受け、午前中に排便を終えてから入浴、といった計画的排便に取り組む患者さんもおられます。カレンダーに排便日をつけて、排便状況を把握しておきましょう。

　また、便秘を引き起こす薬剤があります。これらの薬剤が投与されている場合は、下剤を使用する前に、まずはこれらの薬剤を休薬できないかを検討してください。

▼便秘の原因になる薬剤一覧

薬剤種	薬品名
抗コリン薬	アトロピン、スコポラミン 抗コリン作用を持つ薬剤（抗うつ薬や一部の抗精神病薬、抗パーキンソン病薬、ベンゾジアゼピン、第一世代のヒスタミン薬など）
向精神薬	・抗精神病薬 ・抗うつ薬（三環系、四環系抗うつ薬、選択的セロトニン再取り込み阻害薬、セロトニン・ノルアドレナリン再取り込み阻害薬、ノルアドレナリン作動性・特異的セロトニン作動性抗うつ薬）
抗パーキンソン病薬	・ドパミン補充薬、ドパミン受容体作動薬 ・抗コリン薬
オピオイド	・モルヒネ、オキシコドン、コデイン、フェンタニル
化学療法薬	・植物アルカロイド（ビンクリスチン、ビンデシン） ・タキサン系（パクリタキセル）
循環器作用薬	・カルシウム拮抗薬 ・抗不整脈薬 ・血管拡張薬
利尿剤	・抗アルドステロン薬 ・ループ利尿薬

制酸薬	・アルミニウム含有薬 (水酸化アルミニウムゲルやスクラルファート)
鉄剤	・フマル酸第一鉄
吸着薬、 陰イオン交換樹脂	・沈降炭酸カルシウム ・セベラマー塩酸塩 ・ポリスチレンスルホン酸カルシウム ・ポリスチレンスルホン酸ナトリウム
制吐薬	・グラニセトロン、オンダンセトロン、ラモセトロン
止瀉薬	・ロペラミド

参考図書：慢性便秘症診療ガイドライン2017 (日本消化器病学会関連研究会、慢性便秘の診断・治療研究会、南江堂)

▼便秘 (便が硬く、なかなか出ない。おなかが張って痛がったり、嘔吐する) の場合の対処法

・水分不足の場合 (尿量の少ないとき) は水分量を増やす
・繊維の補給 (野菜ジュース、GFOなど)
・時計回りのおなかのマッサージ、おなかを温める、など
・歩ける人は、日中、散歩などをして体を動かす
・医師に報告し、下剤や浣腸を検討してもらう

Nurse Note

たかが便秘、されど便秘

患者さんにとってはつらいでしょうから、なんとかしてあげたい‼
筆者は「ブリストル便形状スケール」(下図)で排便状態を評価しています。
2010年以降に新たに4剤の新薬が発売されており、便秘患者さんには吉報です。

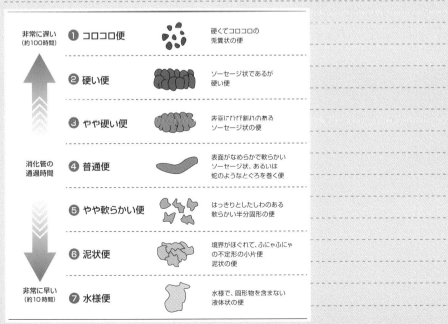

Lewis SJ, et al.: Scand. J. Gastroenterol. 1997;32:920-924

下痢

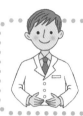

感染性（細菌性、ウイルス性）腸炎の否定が一番重要です。「栄養剤を清潔に投与できているか」、「イルリガートルや栄養管をしっかり洗浄できているか」の確認をしてください。

下痢の原因と対処法

下痢が続くと、お尻はかぶれ、褥瘡などの引き金にもなります。下痢の原因は大きく分けて6つあります。

①下痢しやすい薬剤（下表）の投与
②感染性腸炎（薬剤関連性腸炎含む）
③経管栄養導入前の絶食期間が長かった
④乳糖不耐症
⑤栄養剤の組成（浸透圧が高い、たんぱく質の構成の問題、脂質が多い）
⑥注入速度が速い

▼下痢を起こすことのある薬剤（投与開始1〜2週間で発症することが多い）

薬剤種	薬品名
抗がん剤・免疫抑制剤	5-FU、ゼローダ、メトトレキサートなど
抗生剤	ペニシリン系（サワシリン®）、セフェム系（フロモックス®、メイアクト®）、リンコマイシン系、マクロライド系（クラリス®、ジスロマック®）など
消化器用薬	タケプロン®、ガスモチン®、プリンペラン®、ナウゼリン®など
その他	NSAID、アリセプト®、イクセロン®、レミニール®、コルヒチン、ベサコリン®、オノン®、漢方など

（チーム大津京 保井洋平）

▼下痢（水様便が頻回に出る）の場合の対処法

・まず、「感染性腸炎でないか？」（嘔気や嘔吐、発熱の有無）の確認
・便培養にてチェック
・使用薬剤のチェック
・医師や看護師の指導を受けながら、体調に合わせて、栄養剤の注入量・速度・濃度・温度を調整する（注入量を少なく、速度を遅く、濃度を薄く、人肌程度に温める）
・水分不足に注意（下痢のときほど水分は多く必要）
・下痢が続く場合は、医師に連絡し、止痢剤の投与を検討。経静脈栄養の併用が必要なことがある

PEG造設直後の下痢

　経管栄養を開始する際、それ以前に長期間（2週間以上）にわたり消化管を使用せず経静脈栄養をしていたような場合は、下痢をしないよう、注入量・注入速度を徐々に上げていく必要があります（p.43参照）。この期間には経静脈栄養も併用することになります。

　誤嚥性肺炎や尿路感染において、抗生剤を投与する際に起こる下痢は、抗生剤による腸炎（偽膜性腸炎）の可能性があります。これは、「抗生剤投与により腸内の菌交代現象が起こり、善玉菌が減少し、悪玉菌であるクロストリジオイデス・ディフィシル（C.D.）が繁殖して毒素を発生する」というもので、毒素を調べること（CDチェック）が必要です。胃ろう造設時の数回の抗生剤投与でも発症することがあり、通常の抗生剤の治療では改善するどころか悪化するため、バンコマイシン（C.D.に効果のある抗生剤）の投与が必要となります。

下痢が続くと、ADL低下や褥瘡形成につながります。原因をアセスメントし、原因に応じたケアが必要です。

先輩ナース

栄養剤が滴下しない
（詰まり）

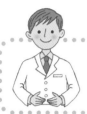

PEGカテーテルのフィーディング・アダプタ内部が詰まっている場合がほとんどです。まずは、詰まっている場所がどこなのかを順に確認します。

栄養剤が滴下しない

栄養管とPEGカテーテルを外し、滴下できるかどうか確認します。滴下しなければ、次の順番で確認していきます。

①イルリガートルと栄養管の接続部
②栄養管のクレンメ部分
③栄養管とフィーディング・アダプタの接続部
④フィーディング・アダプタ内部（p.51参照）
⑤PEGカテーテルのチューブ部分、ボタン型では接続チューブ
⑥PEGカテーテルの胃内部分（内部ストッパー部分）

フィーディング・アダプタには詰まりやすい部分も多いので、取り外しが可能なものは、取り外して洗浄します。

PEGカテーテルは、チューブ型の場合はミルキングか、専用ブラシにて洗浄をします。ボタン型の場合は、逆流防止弁の汚れが詰まりの原因となることが多いため、赤ちゃん用極細綿棒で掃除します（p.59参照）。

どちらも最後に白湯をしっかりフラッシュします。薬剤が詰まることが多いため、「簡易懸濁法（p.94参照）に適した薬剤を使っているか」、「薬剤投与後と栄養剤投与後にしっかりフラッシュできているか」の確認をします。

詰まりの予防策として、10倍に薄めた酢による酢ロック（p.57参照）が効果的です。これらの処置でも開通しない場合は、医師に連絡してください。

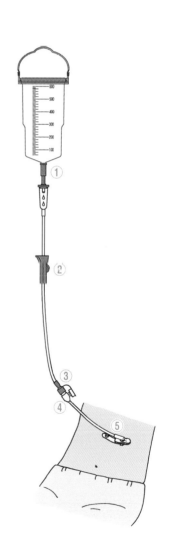

コネクタ部分の汚染対策

●接続時にはしっかりと観察しましょう。

　患者側コネクタに栄養剤や薬剤が残っている場合は、濡れたガーゼでよく拭いて、残っている栄養剤などを取り除きましょう。完全に取り除くことができたら、乾いたガーゼで接続部を拭き、しっかり乾燥させます。

　栄養剤などが取り除けないときは、微温湯を入れたコップにコネクタ部分を浸け、数回振ることで取り除けます。歯ブラシを用いて溝を磨くことも有効です。

●接続時は、栄養管や経腸栄養用シリンジの先端まで栄養剤を満たさないで、少し空気を残すとよいでしょう。

●接続チューブ（患者側）を上にして、栄養管や経腸栄養用シリンジを下から脱着すると、コネクタ部分に栄養剤が残りにくくなります。

> 2022年11月末に経腸栄養のコネクタが新規格に移行しました（p.53参照）。従来のものより内腔が細くなり、フィーディング・アダプタでの詰まりが増えることが危惧されています。日々のフラッシュを習慣づけておくことが必要です。

医師

詰まりの原因の１つに「バンパー埋没症候群」がある

　詰まりのまれな原因として、バンパー埋没症候群（BBS：Buried Bumper Syndrome）があります。BBSとは、内部ストッパーが胃粘膜に引き込まれ、胃粘膜に覆われて胃壁に埋没してしまう現象です。「ろう孔の長さに対してPEGカテーテル長（内部ストッパーと外部ストッパーの間）が短い場合（造設後に体重が増加し、皮脂厚が長くなって起こることもある）」および「事故・自己抜去で途中まで抜けている場合」に起きやすくなります。これらの場合はPEGカテーテルが浮き上がり、いつもより飛び出ているように観察され、PEGカテーテルが動きません。そのようなときは一切の注入を中止し、すぐに医師に連絡してください。

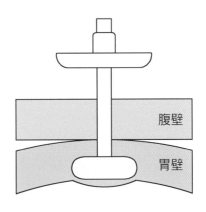

腹壁

胃壁

カテーテル、漏れ、老廃物付着の状態観察ポイント

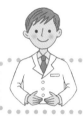

胃ろう評価スケールに従って、胃ろうの状態を観察していきましょう。

✚ カテーテルの状態

PEGカテーテル内の汚染の程度や変形の有無を観察します。造設・交換直後のカテーテルは汚染もなく変形もありませんが、日々の栄養剤や薬剤の注入により、PEGカテーテルの内腔は汚染していきます。定期的なバンパー型PEGカテーテルの交換は1〜6カ月ごとであるため、日々のカテーテル管理が重要です。栄養剤や薬剤の投与後は、管内に残渣がないように、必ず白湯20mlでフラッシュします。

「0」 汚れもなく変形もなし
白湯フラッシュ（チューブ型は酢ロックも）を続行してください。

「1」 汚れはあるが変形はなし
汚染の状況により、チューブ型はミルキング、または専用ブラシでのブラッシングを行います。ボタン型は綿棒を使用して内腔（ないくう）を掃除します。

「2」 汚れがあり変形している
医師に相談します。

「3」 閉塞している・破損している
直ちに交換を依頼します。

a：チューブ
b：逆流防止弁
c：キャップ

▼「1」a
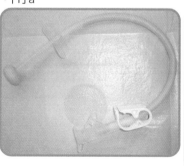

▼「2」a
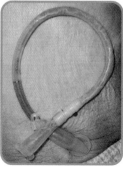

▼「3」c
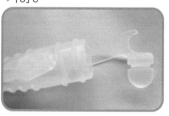

➕ 漏れの状態

ろう孔部からの胃液や栄養剤の漏れの状態を観察します。漏れの原因は胃内圧の上昇、もしくは消化管運動機能の低下です。注入前の減圧（ガス抜き）、注入時の姿勢の工夫、注入速度の調整を行うことで、ほとんどの場合は改善します。

▼「1」

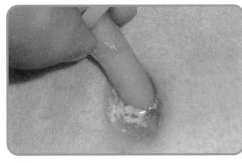

▼「2」

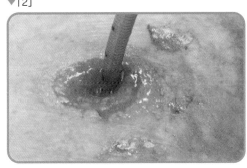

「0」**なし**
　基本ケアを継続してください。
「1」**ときどき漏れる（体位により漏れる etc.）**
　Yパフ（p.67参照）などを使用し、周囲への汚染を予防します。そのまま放置しておくと発赤やびらんを併発しやすいので、注意が必要です。
「2」**必ず漏れる**
　注入前に減圧し、医師への連絡が必要です。

注入前の減圧を徹底します。ボタン型の場合は減圧用接続チューブを用います。減圧用接続チューブの頻回使用は逆止弁の破損につながるため、赤ちゃん用極細綿棒で逆止弁を通過させて減圧するのですね（p.59参照）。

新人ナース

気管内吸引を使用している患者さんは、吸引カテーテル10Fr以下を使用し、20〜50mmHg程度で吸引することも可能です。

先輩ナース

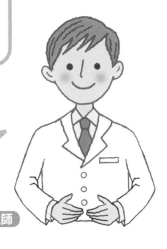

注入前に胃内容物が50ml以上吸引される場合は、医師へ連絡し、注入速度や内服の検討を行いましょう。また、漏れが多いにもかかわらず、吸引しても引けない場合は、ボールバルブ症候群（p.109参照）の可能性があります。

医師

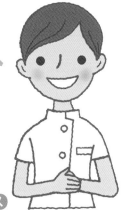

外部ストッパー位置が変化していないかどうかの確認が必要です。周囲への汚染防止は、外部ストッパーの上からガーゼ等をあてて行い、安易に外部ストッパーをしめつけたり、皮膚との間に多くのガーゼを挟んだりすることは避けて、医師に報告しましょう。

先輩ナース

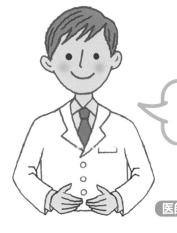

このような場合には、PEG造影や胃カメラを用いて胃内の状態を精査することも必要です。

医師

➕ 老廃物付着の状態

ろう孔部周囲に付着する老廃物の状態を観察します。

▼「1」

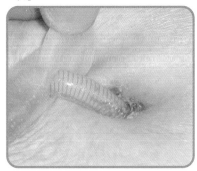

「0」**なし**
　基本ケアを継続してください。

「1」**少量の汚染がある（容易に除去できる）**
　基本ケアに加え、拭き取りをこまめに（注入の前後に）行うと、容易に解決できます。

「2」**多量の汚染がある（除去困難）**
　除去困難となった老廃物は、蒸しタオルをろう孔部に数分あてがい、ふやかすことで、出血を伴わずに除去できます。老廃物を放置するとろう孔感染につながり、皮膚トラブルを発生してしまいます。

▼「2」

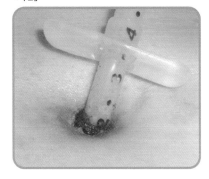

皮膚の状態 観察ポイント

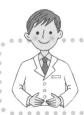

皮膚の状態を観察する際には、「なぜそうなっているのか」をアセスメントすることが大切です。スキントラブルには、必ず何らかの原因があります。

✚ スキントラブルの原因

　スキンのトラブルについて検討するには、胃ろうの構造を知っておく必要があります。胃ろうは、腹壁と胃壁を癒着させて形成したろう孔に、PEGカテーテルが留置されたものです。このカテーテルは外部ストッパーと内部ストッパーで固定されています。理想的な胃ろうは、胃壁に向かって垂直に造設されています。しかしながら実際には、様々な条件により、図のように斜めになっている胃ろうも少なくありません。

　この構造から生じると考えられる「トラブル」があります。注入時やケアの際は、カテーテルや外部ストッパーを支えて処置を行いますが、この行為ひとつをとっても、胃壁からろう孔部にかけて圧迫がかかります。圧をそのままにしておくと、腹壁には外部ストッパーによる接触性皮膚炎や潰瘍、胃壁には内部ストッパーの圧迫による胃潰瘍が生じる可能性があります。また、一方向に圧迫する力がかかることにより、ろう孔がめくれあがって肉芽を形成してしまうなどのトラブルが起こってきます。このように、トラブルの起こる原因を探ることが、その予防につながります。

▼ 構造から考えられる「トラブル」

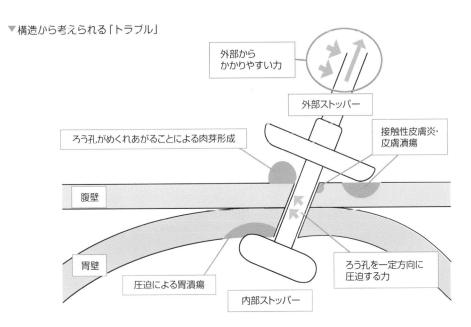

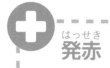
発赤
（はっせき）

発赤を原因別に分けると、漏れ (M) によるものと、PEG カテーテルのチューブ (T) や外部ストッパー (S) などの圧迫によるものとがあります。

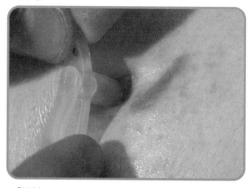
▼「S1」

「0」 **なし (色素沈着を含む)**
　基本ケアを継続してください。
「1」 **軽度の発赤がある (乾燥している)**
　リンデロンV®を塗布します。通常は軟膏タイプ、漏れや滲出液の量が多い場合はクリームタイプが適切でしょう。「塗布前には前回の薬をしっかりと洗浄する」、「漫然と塗布し続けず、最長2週間で状態を再評価する」ことが重要です。
「2」 **重度の発赤がある (湿潤・滲出液がある)**
　これらは、原因により処置が異なります。

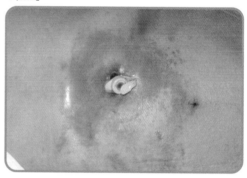
▼「M2」

漏れによる発赤を生じている場合は、漏れを吸収してろう孔部周囲の湿潤を防止するために、Yパフ等を使用します。圧迫による発赤を生じている場合は、圧迫している物との接触位置を変えます。

硬結
（こうけつ）

発赤がある場合は、それに触れて、皮下に硬結 (しこり) があるかどうかを確認しましょう。
　しこりがある場合は医師に報告します。ろう孔 感染による膿瘍 (うみ) の可能性があり、その場合は創部の切開排膿や抗生剤の投与が必要となります。

「0」 **なし**
「1」 **痛みを伴わない硬結がある**
　硬結に触れても痛みがありません。
「2」 **痛みを伴う硬結がある**
　硬結に触れると痛みがあり、圧迫すると膿 (アイテル) が流出することがあります。

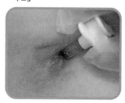
▼「2」

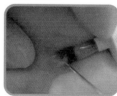
▼「2」（排膿）

湿疹

発赤が続くと湿疹を伴う場合があります。真菌感染等を合併している可能性があり、医師への報告が必要です。

「0」**なし**
「1」**あり**

▼「1」

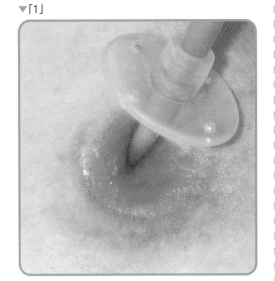

水疱

水疱は、外部ストッパーや他のPEGカテーテル付属品による摩擦が原因となります。

「0」**なし**
「1」**破れていない水泡がある**
「2」**破れている水泡がある**

原因を特定し、摩擦を避けて悪化を防止することが必要です。皮膚保護剤を貼付すると、数日で軽快します。

▼「S1」

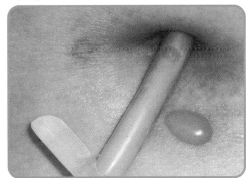

▼「T2」

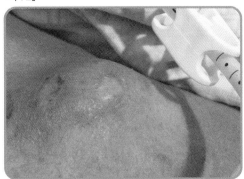

びらん・潰瘍

原因は、PEGカテーテルのチューブ、外部ストッパーやその他の付属品による長時間同一部位の圧迫です。

「0」**なし**
「1」**びらん**
「2」**潰瘍**
「3」**壊死**

PEGカテーテルの固定方法を工夫することで原因を回避できれば、解決します。一番発症しやすい部位は、ろう孔部内側です。びらんや潰瘍を生じている部位のみにアクトシン®を塗布します。「2」と「3」の場合は、医師への連絡が必要です。

▼「S1」

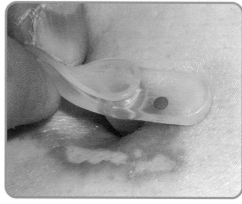

▼「T2」

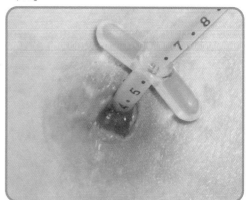

▼「T3」

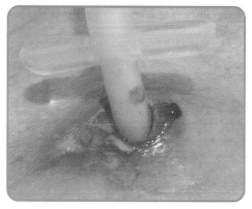

⊕ 肉芽

にくげ

　肉芽は、PEGカテーテルの無理な引っ張りによってろう孔がめくれあがるために起こります。

　ろう孔の盛り上がりが肉芽の形成につながるため、どの位置にもPEGカテーテルの無理な引っ張りが生じないよう、注入やケアが終了したら、最後に外部ストッパーを押し込み気味にしておくことが必要です。

▼「1」

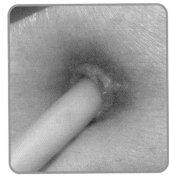

「0」なし
　　基本ケアを継続してください。

「1」乾燥していて滲出液がなく色調に赤みなし
　　基本ケアを継続してください。

「2」「1」に加えて、赤みがある
　　一部もしくは半周のみに肉芽を生じている場合には、一方向だけに無理な力がかかっていると思われます。リンデロンV®塗布に加えて、肉芽の方向にPEGカテーテルを倒して固定することにより、数日で肉芽が消失します。全周の場合は、PEGカテーテルを押し込み気味にしておくとよいでしょう。

▼「2」

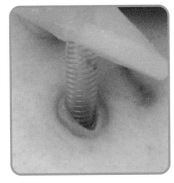

「3」色調の変化と共に湿潤・滲出液がある
　　医師に相談し、20%硝酸銀溶液による焼灼療法が必要となります。しかし、原因がわからないままに焼灼するだけでは再燃します。PEGカテーテルとの相性が原因になることもあり、カテーテルの種類変更の検討も必要です（チューブ型⇔ボタン型、バルーン型⇔バンパー型、カテーテルの素材をシリコン⇒ポリウレタンに変更、など）。

しょうしゃく

▼「3」

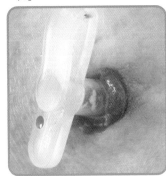

「4」「3」に加えて、出血がある
　　医師に相談し、焼灼療法が必要となります。

「5」膿様の滲出液がある
　　医師に相談し、焼灼療法に加え抗生剤の投与を考慮します。

▼「4」　　　　　　　　　　　　　　▼「5」

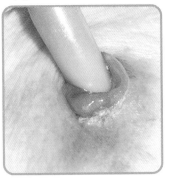

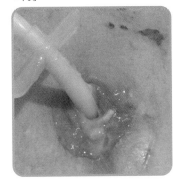

どうして加齢により嚥下機能が低下するの？

　加齢と共に、体の動きはゆっくりになってきます。それは、体を動かすための筋力が衰えるからです。食べること、飲み込むことも同じです。加齢と共に歯の数が少なくなるだけでなく、食べたり飲み込んだりする動作にかかわるあごやのどの筋力が弱くなります。また、何かを飲み込むときには、気道（空気の通り道）を閉じて食道を開く運動を行っていますが、加齢と共にこれらの動きも弱く、ゆっくりとなり、食べ物や飲み物を口に入れたあとで飲み込みの反射が起こるタイミングも遅くなります。

　一方、水分は流れるスピードが最も速く、ペースト状、固形物となるに従って、流れるスピードが遅くなります。食べ物がのどへ流れ込むスピードが、飲み込みの反射や動きのスピードより速くなってしまうと、閉じていない気道へ入り込んでむせてしまいます。これが**誤嚥**です。

▼肺炎入院患者における誤嚥性および非誤嚥性肺炎の年齢別割合

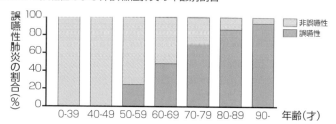

Teramoto S, Fukuchi Y, Sasaki H, et al. JAGS 56, 577-579, 2008

　高齢者では、肺炎における最大の発症原因は誤嚥です。70歳以上で、誤嚥が原因の肺炎は70%に達するといわれています。

▼主な死因別にみた死亡率（人口10万対）の年次推移

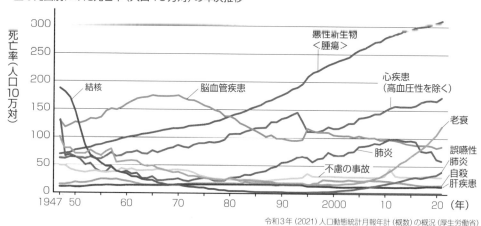

令和3年（2021）人口動態統計月報年計（概数）の概況（厚生労働省）

注：1）1994年までの「心疾患（高血圧症を除く）」は、「心疾患」である。
　　2）1994・95年の「心疾患（高血圧性を除く）」の低下は、死亡診断書（死体検案書）（1995年1月施行）において「死亡の原因欄には、疾患の終末期の状態としての心不全、呼吸不全等は書かないでください」という注意書きの施行前からの周知の影響によるものと考えられる。
　　3）1995年の「脳血管疾患」の上昇の主な要因は、ICD-10（1995年1月適用）による原死因選択ルールの明確化によるものと考えられる。
　　4）2017年の「肺炎」の低下の主な要因は、ICD-10（2013年版）（2017年1月適用）による原死因選択ルールの明確化によるものと考えられる。

chapter 7

胃ろう患者さんへの
ケアポイント

・・

胃ろうを造ったからこそ、リハビリも嚥下訓練もしやすくなるのです。
嚥下を理解し、一口でも食べられる生活を目指すためのchapterです。

胃ろう造設後の生活

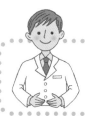

胃ろう患者さんとご家族は不安でいっぱいです。少しでも早く胃ろう生活（PEG life）に慣れていただくためのサポートとは。

胃ろう造設後1週間でシャワーOK!　2週間で入浴OK!

胃ろうの創部は、術後7日目で抜糸。14日目でろう孔も完成し、この時期から、入浴可能となります。

湯船に浸かると、胃の内容が少し漏れることはありますが、ボタン型には逆流防止弁もついていますので、キャップがしっかり閉まっていること

を確認してから湯船に浸かってください。腹圧のほうが水圧より高いため、湯が胃ろうに入ることはありません。

そして、体を石鹸やボディソープで洗うときに、一緒に胃ろうの周囲も洗ってください。

運動やリハビリは積極的に行いましょう

造設後24時間は基本的にベッド上で安静です。1週間はトイレ歩行のみとしています。手足を動かすリハビリは可能ですが、腹圧がかからないような配慮が必要です。また、この1週間はろう孔も未完成の状態であり、PEGカテーテルが自己（事故）抜去されてしまうと、腹膜炎などの事態に

陥ることがあるので、十分に注意する必要があります。

その後、徐々に元の生活に戻ってもらうようにします。リハビリはできる限り継続し、切れ目のないほうが望ましいと考えています。順調なら、術後14日目には通常の生活に戻れます。

リハビリの能率が上がる!

経鼻胃管から胃ろうに移行すると、嚥下リハビリの能率は大きく向上します。

経鼻胃管よりも胃ろうのほうがカテーテル径が太いため、半固形化栄養が可能であり、注入時間

が短くなります。これにより、リハビリの時間が生まれます。注入時間が短いということは、同じ体位でいなければならない時間が短くなり、褥瘡（床ずれ）の発生予防にもなります。

胃ろうが褥瘡に与える影響

胃ろうにより、経口摂取とほぼ同様の栄養が注入され、消化管を使って体に取り込まれることになります。生きていく上で必要な栄養・水分が充足されることは、人間にとって一番の治療になります。むせや誤嚥を原因とする栄養不良が改善されれば、免疫力の低下も解消でき、病気にかかりにくい体になっていきます。十分な量のたんぱく質、脂質、炭水化物、ミネラル、ビタミンが維持できれば、悪化していた褥瘡も快方に向かっていきます。

胃ろうになると施設に入所しにくくなるのかな？

　胃ろうからの栄養剤注入は医療行為です。したがって、ご家族が在宅で患者さんの栄養剤を注入することはできますが、施設においては医師・看護師以外の職種の職員が行うことはできません。胃ろう以外の経管栄養である経鼻胃管や、点滴で行う経静脈栄養についても、同じ規制があります。こういった事情から、夜間にも医師か看護師がいる施設でなければ受け入れてもらえない、という状況が生まれています。このことは、経管栄養（胃ろうや経鼻胃管）と経静脈栄養の患者さん全般の悩みの種です。決して「胃ろうだから施設に入所しにくい」というわけではありません。

　状態が落ち着いている患者さんにとって、胃ろうは単に栄養ルートであり、栄養剤の注入は私たちの食事と何ら違いはありません。嚥下障害のある患者さんの食事介助に比べて、決して手間ではないはずなのに、変な話であるともいえます。

　夜間に看護師が不在の施設に胃ろう患者さんが入所する際には、ケアマネジャー、ショートステイ先、介護者と相談し、栄養剤の注入スケジュールを変更しています。例えば、日中9〜17時しか看護師がいない施設では、患者さんの栄養剤の注入を次のようにする方法があります。

《A案》1日の総カロリーはそのままで、9時と16時の2回に減らす（3回を2回に振り分け）。

《B案》9、13、17時の3回注入（1：1：2）とし、全回とも、短時間で注入できる半固形化の栄養剤に変更。

　このように、様々なバリエーションで工夫することが可能です。

　ショートステイなどでの入所中には、食品扱いの栄養剤を施設の給食で出してもらうとよいでしょう。施設は給食費が請求でき、看護師の残業もなくなります。ご家族は、つかの間ではあるものの介護の休息になります。患者さんにとっても、日頃の医薬品扱いの栄養剤では不足していたビタミンやミネラルを補うことができ、まさに"三方よし"となります。

　2011（平成23）年からは、介護福祉士、ヘルパーなどを対象に、痰の吸引および経管栄養の認定制度が開始されていて、徐々に認定者が増えてきています。

胃ろうを造っても、可能な限り口からの食事を続けてほしい！

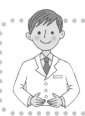

栄養は、人間が生きていく上で最低限必要なものです。胃ろうはその摂取の助けとなる方法の1つです。胃ろうを併用し、口からは摂取できない栄養の不足を補い、患者さんとご家族の生活をより快適にすることができます。

胃ろうが助けとなりそうな人は

嚥下障害の人は、一口量を少なくして、その人のペースでゆっくりと食べる必要があります。食物の形態にも、とろみをつけるなどの工夫が必要です。

工夫をして時間をかけると、1回の食事に2時間以上も費やすことになり、介護者も患者さんも疲れてしまいます。そのため、食事量が不十分になったり、薬剤が飲めなかったりして、少しずつ衰弱していきます。かといって、急いで食べると誤嚥性肺炎になってしまい、入退院を繰り返すことになります。

「最近、食事に時間がかかるようになってきた」、「食事中にむせることが多くなってきた」という人は、食事の摂り方を工夫すると共に、早い段階から胃ろうの適応について医師と十分に相談しておくことが大切です。

また、胃ろうを造設すると安心してしまい、経口摂取を100％中止してしまう人も多いようです。お楽しみ程度でもよいので、経口摂取はぜひとも可能な限り続けてほしいところです。

嚥下の5つの区分

食べるという行為は、単に飲み込むことだけではありません。私たちが無意識に行っている嚥下は、下記の5つに区分できます。「この中のどの部分が障害されているか」、「どの部分の連動がうまくいっていないのか」により、解決策も変わってきます。

▼嚥下の5つの区分

① 先行期：何をどのように食べるか判断し、食事を口に運ぶ
② 準備期：食物を咀嚼し、食塊を形成する
③ 口腔期：食塊を口腔から咽頭に送り込む
④ 咽頭期：嚥下反射により食塊を食道へ移送する
⑤ 食道期：蠕動運動により食塊を移送する

経口摂取を試みるための条件

患者さんとご家族に「早く経口摂取を始めたい」という思いがあることはとても大切ですが、焦りは禁物です。経口摂取を試みるためには、下記の項目をクリアしていることが前提条件となります。

① 意識がしっかりしている
② 全身状態（体温・血圧・脈拍など）が安定している
③ 呼吸状態（呼吸回数・酸素濃度など）が安定している
④ 唾液をしっかり嚥下できる
⑤ 口腔ケアができており、口腔汚染がない

床上嚥下評価

床上嚥下評価には、反復唾液嚥下テストや改定水飲みテストが用いられます。このうち特に改定水飲みテストは、誤嚥の危険があるため、医師立会いのもと、いつでも口腔内を吸引できる体制をとり、酸素飽和度を測定しながら、姿勢を整えて行う必要があります。床上嚥下評価が、経口摂取の“はじめの一歩”になります。

▼反復唾液嚥下テスト (RSST：Repetitive Saliva Swallowing Test)

方法：唾液嚥下を30秒間繰り返してもらいます。「できるだけ何回も飲み込んでください」と指示し、のどぼとけに指をあて、嚥下できているかどうかを確認します。
評価：30秒間に3回以上であれば問題なし。2回以下の場合は嚥下障害が疑われます。

▼改定水飲みテスト (MWST：Modified Water Swallowing Test)

方法：水3mlを小さなスプーンで口腔内に流し込み、嚥下を促します。
評価：次の5段階で評価①～③の場合は誤嚥が疑われます。
　　　　① 嚥下なし、むせるor/and呼吸切迫(1)
　　　　② 嚥下あり、呼吸切迫（不顕性誤嚥(2)の疑い）
　　　　③ 嚥下あり、呼吸良好、むせるor/and湿性嗄声(3)
　　　　④ 嚥下あり、呼吸良好、むせない
　　　　⑤ ④に加え、唾液嚥下の追加を指示し、30秒以内に2回唾液嚥下が可能
　　嚥下のあとに湿性嗄声があると、咽頭残留、誤嚥が疑われます。

(1) 呼吸切迫：呼吸が荒く乱れること
(2) 不顕性誤嚥：むせのない誤嚥のこと
(3) 湿性嗄声：湿ったガラガラ声のこと

嚥下しやすい姿勢

　姿勢が不安定だと、誤嚥を招く恐れがあります。最初は30度の半座位とし、膝を軽く曲げて膝の下に枕をかませます。あごが上に反った状態（後屈）だと誤嚥しやすいため、後頭部に枕をかませ、あごを少し引き気味（30度）にします。食道は気管より背中側に位置するので、30度程度の半座位のほうが誤嚥しにくくなります。

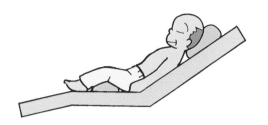

脳梗塞などで麻痺側がある場合

　食事が健側の咽頭を通過するように、麻痺側の肩に枕をかませて少し高くします（健側を低くします）。顔は麻痺側（上方）に向いてもらいます。介助者は麻痺側から行います。

のどの麻痺側から健側に軟口蓋が引っ張られ、健側にしわができていることが観察できます。これをカーテン微候といいます。

▼右が健側、左が麻痺側の場合

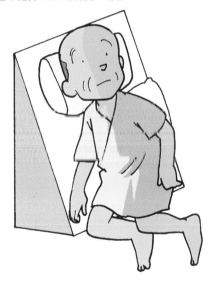

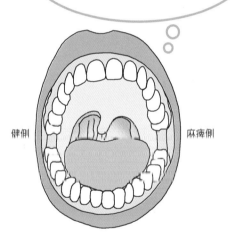

健側　　　　　　　　　　　麻痺側

chapter 8

一口でも口から食べたい
患者さんのために

胃ろうがあるからこそ、口から食べよう、食べさせよう——。
誤嚥性肺炎予防のためだけでなく、食べるための口腔ケアを学びましょう。
食べるためのリハビリ、そして胃ろうの始めどきと
やめどきについても見ていきます。

専門的口腔ケアとは

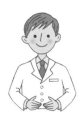

専門的口腔ケアには、器質的口腔ケアと機能的口腔ケアがあります。このうち前者は、う蝕や歯周疾患、口臭、誤嚥性肺炎の予防効果を持ちます。また後者は、口腔の持っているあらゆるはたらき（摂食、嚥下、講音こうおん、審美性、顔貌がんぼうの回復・唾液分泌機能等）を健全に維持する効果を持ちます。口腔ケアは、疾患の予防だけでなく、人としての自立と尊厳を守るためにも大切なケアであるとされています。

専門的口腔ケアの目的

①口腔内の清潔保持

②感染予防

③口腔機能向上

④生活の維持・改善

⑤コミュニケーション手段の確保

口腔内には300〜400種類、数千億以上もの常在菌が生息しています

　口腔内は、一般的に37℃前後に保たれ（温度）、唾液により適度に潤い（湿度）、食物残渣ざんさが停滞（栄養）しているために、細菌が増殖しやすい環境だといえます。口腔衛生が悪化すると、その数は1兆個近くになるといわれています。歯周疾患が進行すると歯周ポケットが形成され、嫌気性菌の増殖の場となります。また、よく清掃できていない義歯が装着されている場合は、真菌が多量に生息し、**バイオフィルム** ＊ の温床となります。

口腔内では歯垢しこう（デンタルプラーク）が典型的なバイオフィルムです。歯垢内には嫌気性菌から好気性菌まで様々な種類の微生物が存在し、虫歯、歯周病だけではなく、全身の感染症にも関与していると考えられます。

＊**バイオフィルム**　直訳すると「生物膜」。微生物により形成されるもので、基質と水があればあらゆる場所に存在する。水中の石や台所のシンクなどのぬめりもバイオフィルムの例である。

歯科衛生士

口腔内の慢性炎症疾患や口腔内細菌は他臓器疾患の原因や増悪因子となります

誤嚥性肺炎はその代表的なもので、体力や呼吸機能が低下しているところへ、気道にウイルスや細菌が侵入すると、気道感染を引き起こします。

この気道感染を予防するためには、口腔内の細菌数をできる限り減少させる必要があるのです。

▼口腔内細菌による歯周病が誘因となる全身疾患

| 誤嚥性肺炎　脳卒中　糖尿病 |
| 心血管疾患（アテローム性動脈硬化） |

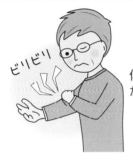

体の片側が痺れる

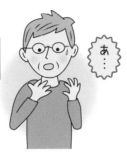

ろれつが回らない

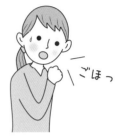

咳が出る

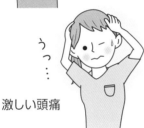

激しい頭痛

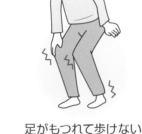

足がもつれて歩けない

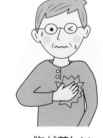

胸が苦しい

胃ろう対象患者さんの口腔事情

経口摂取が困難な患者さんの口腔内は、自分自身でのケアが困難な場合も多いため、著しく汚染されていることがしばしばあります。

口腔を使用しないことから——
①摂食嚥下機能や口腔機能は一層衰える傾向にある
②唾液分泌が減少し、口腔内は乾燥が起こりやすい

特に、経鼻胃管で栄養療法を行っている患者さんでは——
①経鼻胃管が鼻を閉鎖するため、開口や口呼吸が行われる
②咀嚼（そしゃく）が行われない口腔内では唾液が減少し、開口等により重度に乾燥し、粘性の高い痰が経鼻胃管の周囲、口蓋部（こうがい）、舌背部（ぜっぱい）に付着
③咽頭壁に接しているため、感覚麻痺が発生し、咽頭反射が起こりにくくなる
④経鼻胃管カテーテルそのものが、細菌等の垂れ込みの原因となることもある

胃ろう造設前から専門的口腔ケアを！
そして、造設後にも継続を！

胃ろう造設時において、感染源となる細菌等は減少させておく必要があります。また、経口摂取の再開を想定し、口腔ケアを継続して行う必要があります。

口腔ケアでは、口腔内をよく観察し、口腔内細菌の特徴であるバイオフィルムを破壊することが重要です。バイオフィルムはガーゼ等での清拭やうがいでは容易に除去できないため、ブラッシングなどの機械的清掃が基本となります。ブラッシングは口腔機能の向上にもつながり、看護・介護の質を向上させます。なお、入院（入所）時に放置されがちな義歯の取り扱い、清掃も重要です。

準備する物品

まずは患者さんに合った物品探しが必要です。

口腔ケアは、全身的機能にも大きく影響します。単に口腔器官の機能向上を目的とするのではなく、また、誤嚥性肺炎や窒息、脱水、低栄養の回避だけでもなく、味覚の改善、舌圧の向上、唾液分泌の促進、ひいては認知症の改善など、食べる（味わう）楽しみを通して、QOLやADLの向上を目指していければ、と考えます。

▼口腔ケアに必要なもの

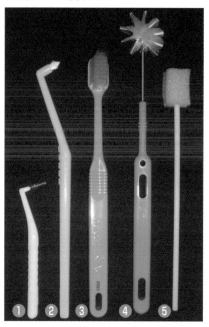

▼あると便利なもの

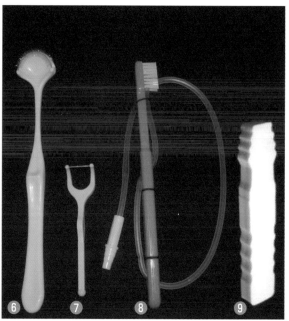

❶ 歯間ブラシ
❷ ワンタフトブラシ
❸ 口腔粘膜ケア用ブラシ
❹ 粘膜ブラシ
❺ スポンジブラシ

❻ 舌ブラシ
❼ デンタルフロス
❽ 吸引ブラシ
❾ バイトブロック

※そのほか、患者さんの使用している歯ブラシ

▼保湿剤

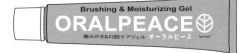

Brushing & Moisturizing Gel
ORALPEACE
歯みがき&口腔ケアジェル オーラルピース

専門的口腔ケアの手順

●器質的口腔ケア

❶声かけを行い、体位 (環境) を整えます。
仰臥位：30度以上の半座位と、30度の頸部前屈
側臥位：片麻痺の場合、麻痺側が上、健側が下

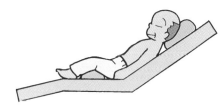

❷介助者自身の表情筋を動かし、口の動きを引き出します。ケアに対する恐怖感の緩和を兼ねて、唾液腺のマッサージを行います。口腔周辺を、スポンジブラシまたは粘膜ブラシを用いてマッサージしながら、食物残渣などを取り除きます。

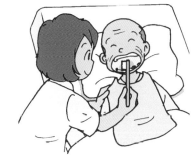

❸歯間ブラシや歯ブラシなどで、残存歯のプラーク除去を行います (2％重曹水、緑茶などを使用するとよい)。歯の根元から歯茎にかけてを重点的に行います。

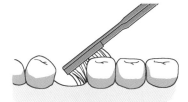

❹歯がない場合は、スポンジブラシや粘膜ブラシなどで清掃します。口腔内の水分がのどの奥に垂れ込んで誤嚥につながらないよう、ガーゼや吸引器で水分を取り除きながら行います。

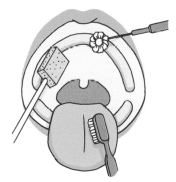

❺舌や口蓋に、かさぶたのようにこびりついた付着物を取り除きます。口腔内の乾燥が著しい場合は、出血防止のため、無理に取り除かず、はじめに保湿剤を使用して柔らかくなってから除去します。

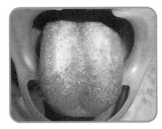

❻清掃が終わったら、うがいや湿ガーゼなどによる拭き取りを行い、保湿剤を口腔内に塗布します。

●機能的口腔ケア

❶あいさつ

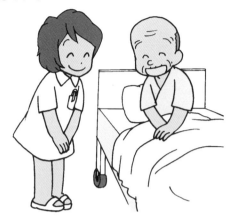

❷空気嚥下

1回、ごっくんとカラで飲み込みます。

❸深呼吸

2～3回、大きくおなかから呼吸します。

❹咳嗽訓練（がいそう）

1回、咳をします。

❺肩や首の運動

2～3回、両肩を上下に動かす運動をします。
首を前後に回して、リラックスします。

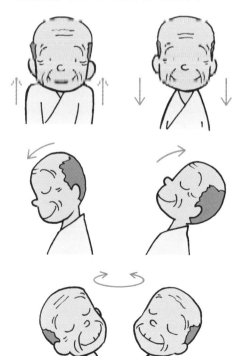

❻唾液腺マッサージ

両頬とあごの下を軽くマッサージし、唾液腺の
開口部を刺激します。

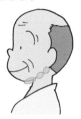

❼舌の体操

各2～3回、「舌を前に出したり引っ込めたりす
る」、「舌を左右に動かす」運動をします。

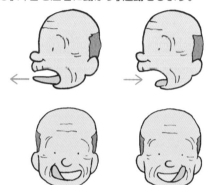

❽口の体操

各2回、「あー、んー」（口の開閉）および「うー、
いー」（唇突出と口の横引き）を繰り返します。

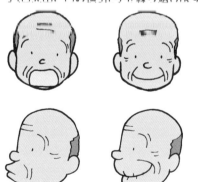

❾頬の体操（ほほ）

2～3回、「頬を膨らませたりへこませたり」します。

⑩発声

「パパパ…」「タタタ…」「カカカ…」など、唇と舌を使う音またはそれらが含まれる言葉をできるだけ大きな声で言います。

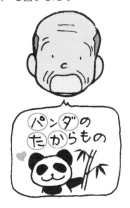

⑪力比べ

向かい合わせに座り、互いの手のひらを合わせて押し合い、力比べをします。同時に、大きな声を出して口を動かします。

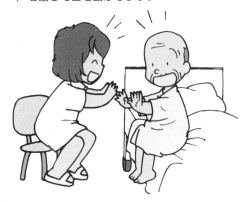

⑫歌を歌う

季節の歌などを楽しく歌います。

✚ まずは患者さんが口を開いてくれるように!

患者さんは、口腔ケアで「怖い、つらい、いやなことをされる」という恐怖心から、開口困難になることが多くあります。気持ちいいことややさしいケアをされるのだとわかれば、口を開いてくれるようになるはずです。

まずは、唾液腺や頬のマッサージをして緊張をほぐし、奥歯から前歯へと徐々に触れ、口腔内の刺激に慣れてもらって、恐怖心をとりましょう。どうしても口を開けてくれない患者さんには、Kポイント刺激も活用します（歯列弓に沿って指を進めていき、爪のあたる部分を軽く押します）。もちろん、いきなりここを刺激するのではなく、最初に緊張や恐怖心を拭い去るケアを十分に行ってからにしましょう。

▼Kポイント刺激

臼後三角のやや後方内側

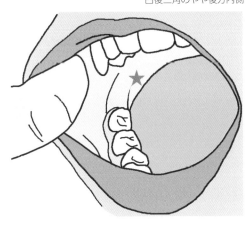

歯列弓に沿って指を進め、指のあたる★の部分を軽く押すと、開口してもらえます。

137

口から食べられるようにリハビリするには どうすればいいの？（間接嚥下訓練）

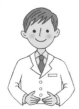 胃ろう患者さんにとって、口から食べたいと願い、その実現を目指すことは大変重要です。それを諦めてしまうと、誤嚥や窒息といった、命にかかわる状態を引き起こす危険性があります。口から食べる機能を維持向上させる訓練を「摂食嚥下訓練」といい、食物を用いないで行う「間接嚥下訓練」と、実際に食物を食べながら行う「直接嚥下訓練」に分けられます。

誤嚥と窒息の違い、窒息時には５分以内の対応が必要

誤嚥は、食物が気管に入ってしまうことをいいます。誤嚥には、吸気と共に咽頭の異物を誤嚥する「吸い込み型」と、呼吸にかかわらず気管に侵入する「垂れ込み型」があり、合併することもあります。

咽頭部の断面積は成人男性が平均3.8cm²、成人女性は3.3cm²とされています。気管の太さは平均直径2cm程度とかなり細く、異物が気管をふさいで呼吸ができなくなった状態が窒息です。

窒息すると10秒で意識が消失、1分で不可逆的変化をきたします。心肺蘇生による救命率は、2分以内なら90%、4分で50%、5分で25%程度とされており、迅速な対応が必要です。井上登太先生（みえ呼吸嚥下リハビリクリニック院長）は、いざというとき5分以内で助けるための緊急対応を啓発しておられます。

吸い込み型の誤嚥
• ADLの高い人に多い
• ときに窒息をきたす
• 反回神経麻痺などの局所障害に伴うこともある
• 嘔吐時の吸い込み誤嚥により、急性肺傷害（メンデルソン症候群）をきたすことも多い

垂れ込み型の誤嚥
• ADLの低い人に多い
• 夜間に起こることが多い
• 下側肺障害との合併で悪化することも多い
• 知覚障害を伴うことも多い
• 胃食道逆流に伴う増悪に要注意

●救命処置（BLS：Basic Life Support）

①対象者を仰臥位にします。

②介助者は対象者の左右に向かい合い、2人とも膝立ちになります。

③心臓マッサージ（左から）：乳頭と乳頭を結んだ線上の真ん中に手の付け根を置き、両手の手指をそろえた状態で左右を重ねておきます。

④両手を100回/分のテンポで30回、胸部が5cm程度沈む感覚で、数を数えながら圧迫します。

⑤人工呼吸（右から）：左指で対象者の鼻をつまみ、右手人差し指と中指で下あごを仰向かせて気道を確保します。

⑥1分間に20回のテンポで2回、口をふさぎ、大きく息を吹き込み、口を離して息を吐かせます。

⑦心臓マッサージ30回と人工呼吸2回を繰り返します。

⑧同時実行が困難なときは、心臓マッサージを優先しましょう。

▼食事中、突然意識を失いかけたらどうする？

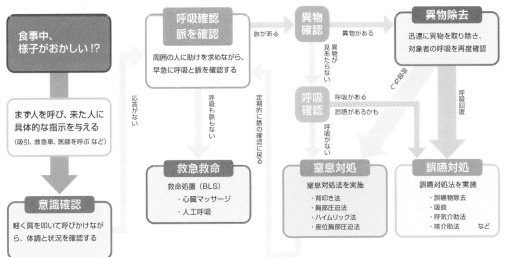

参考図書：5分以内で助けよう！ 誤嚥＋窒息時のアプローチ（井上登太, gene, 2017）

すぐにできるおすすめ〜３つの間接嚥下訓練

- 嚥下おでこ体操（5秒10回を3食前）
- 頸部等尺性収縮手技（5秒10回を3食前）
  （けい ぶ とうしゃくせい）
- シャキア訓練（30秒維持3回を3セット）

▼嚥下おでこ体操
おでこと手で押し合いっこをするように
毎食前：5秒間×10回
のどぼとけを上に上げる筋肉を鍛える

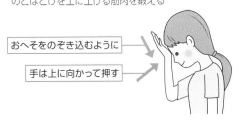

おへそをのぞき込むように

手は上に向かって押す

▼頸部等尺性収縮手技
あごと親指で押し合いっこをするように
毎食前：5秒間×10回

下を向いて、
力いっぱいあごを引く

下あごに両親指を当てて、
上肢を力いっぱいに押し返す

▼シャキア訓練（Shaker exercise）

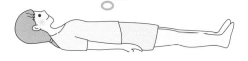

頭部挙上訓練ともいい、
喉頭挙上筋（舌骨上筋群）
を鍛えます。

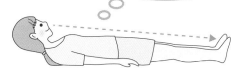

両肩をつけたまま、
つま先を見るように
頭部のみを上げます。

摂食嚥下訓練の実際（間接嚥下訓練）

間接嚥下訓練とは、口から食べるために必要な器官のはたらきを改善させる訓練です。ベッドサイドでできる代表的な訓練を下記に紹介します。

すべてを1回の摂食嚥下訓練に組み込むことは不可能であり、患者さんの状態に合わせてプログラムを決め（例：「今週は①⇒②⇒⑥⇒⑦⇒⑨」など）、10〜15分までで、患者さんが疲れない程度に行います。

❶頸部ストレッチ

背臥位（仰向け）で、首を前・左・右・前にゆっくりストレッチします。

自分で運動ができる人は、首を前後、左右に傾け、大きくゆっくり回します。

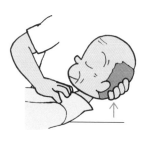
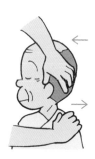

❷胸郭ストレッチ

仰臥位で、肩と対角の肋骨（または対角の腸骨）を持って、大胸筋をゆっくりストレッチします。

自分で動ける場合は、組んだ両手を上げて左右に傾けます。

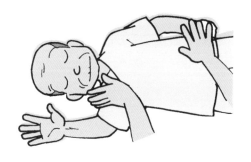

❸排痰訓練

腹臥位（うつ伏せ）、または腹臥位に近い側臥位で、ハアーと大きく息を吐きながら痰を出します。

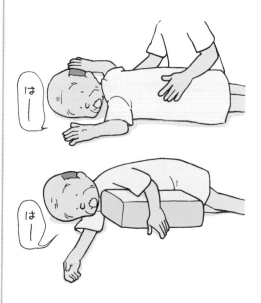

❹呼気介助

息を吐くとき、介助者は両手でゆっくりと胸郭を絞り込み、最後まで吐けるようにします。

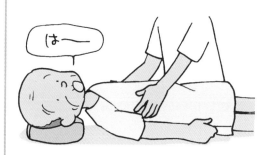

❺口すぼめ呼吸

　息を吐くとき、口をすぼめて吐くようにします。ティッシュを吹いてもよいです。

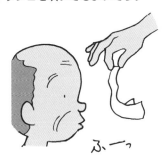

❻口の運動

　口を大きく開閉します。また、頬を膨らませたり、すぼめたりします。

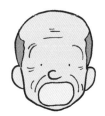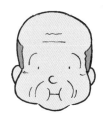

❼舌の運動

　舌を前方に突出させ、後方に引き込み、左右に動かします。

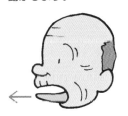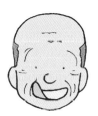

❽発声訓練

　口唇音（パ）、舌尖音（タ）、奥舌音（カ）を10回連続して発声します。

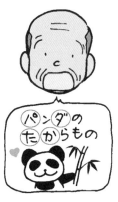

❾アイシング

　唾液腺・口輪筋と口腔内を冷やします。

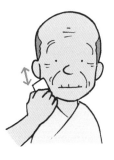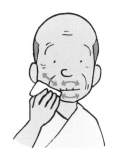

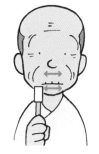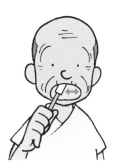

❿前頸筋・腹筋力強化

　仰臥位でおへそを見るようにして頭を持ち上げたり、壁や介護者と力比べをします。

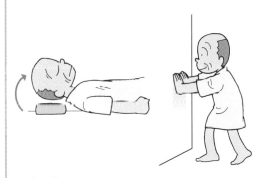

⓫鼻咽腔閉鎖強化（ブローイング）

　水にストローを入れてブクブクしたり、ラッパを吹きます。

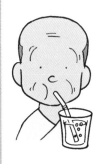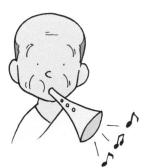

口から食べられるようにリハビリするにはどうすればいいの？（直接嚥下訓練）

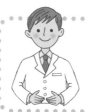

直接嚥下訓練とは、実際に食物を食べることを通じて、嚥下する力を改善させることです。半座位の角度や、食べることのできる食物の内容・量・回数等を徐々にステップアップしていきます。

➕ 摂食嚥下訓練の実際（直接嚥下訓練）

❶姿勢調節

姿勢は、半座位30度からスタートして、徐々にアップしていきます。誤嚥を少なくするためには、頸部前屈気味にし、咽頭麻痺がある場合は、麻痺側を上方にし、顔は麻痺側へ回旋（かいせん）する姿勢がよいでしょう。

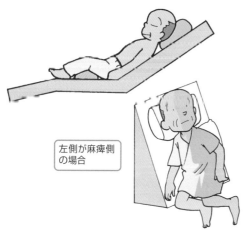

左側が麻痺側の場合

❷息止め嚥下

嚥下の際には必ず息を止めます。大きく息を吸ってから嚥下をし、ハーと息を吐きましょう。

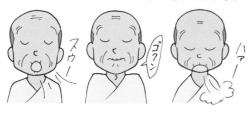

❸咽頭残留除去法

嚥下したあとに残留物があると、誤嚥の原因になります。複数回嚥下で残留物をなくします。うなずき嚥下は、送り込みの悪い人に用いる手法です。横向き嚥下などで、あらかじめ残留しにくくすることが大切です。

交互嚥下は、おかゆやきざみ食など、のどに残りやすい物を食べたあと、ゼリーなどを食べることで残留物をなくす手法です。

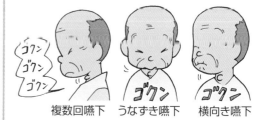

複数回嚥下　うなずき嚥下　横向き嚥下

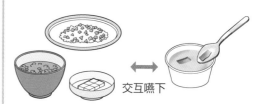

交互嚥下

❹メンデルゾーン法

　咽頭の挙上（きょじょう）が弱い場合、嚥下開始から2～3秒ほど、のどぼとけを親指と人差し指で軽く持ち上げ、高い位置で保ちます。

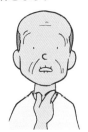

❺一口量の調整

　ゼリーは薄くスライスします（山盛りにしない）。

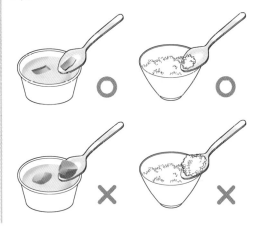

❻食物形態の工夫（例）

嚥 下 訓 練 食 食 事 基 準 （3回／日）

区分	訓練食 I (0j)	訓練食 II (1j)	訓練食 III (1j)	訓練食 IV (2-1)	訓練食 V (2-2)	訓練食 VI (2-2)
形態	ゼリー	ゼリー 濃厚流動ゼリー	ゼリー食 ゼリー 濃厚流動ゼリー	固めのミキサー食 濃厚流動ゼリー	ミキサー食	とろみ付きざみ食 （主食は全粥トロミ付）
内容	嚥下ゼリー （エングリード）	嚥下ゼリー エンジョイゼリー-100kcal	全粥ミキサー（180g） 味噌汁ミキサー（130g） 嚥下ゼリー エンジョイゼリー-100kcal	全粥ミキサー食 ※主食180g ※副食1/2 ※毎：高タンパク小鉢 →エ・ビゼリー-100kcal	全粥ミキサー食 ※主食350g ※副食1/2 ※朝：プロッカゼリー-付加 （タンパク質補充のため）	全粥きざみ食 ※主食とろみ粥350g
熱量	60kcal	360Kcal	760Kcal	1,000Kcal	1,200Kcal	1,350Kcal
蛋白質	0.0g	11.0g	20.0g	40.0g	45.0g	55.0g
水分	90ml	250ml	1,080ml	1,400ml	1,750ml	2,100ml
備考				ゼリー菜の場合エンジョイゼリーはエンジョイムースに変更		
		他の栄養管理と併用				

訓練食を適応する場合、表示栄養価を参考にしていただき、適宜経腸栄養剤等の減量の指示もあわせてお願いします。
訓練食の内容につきましては、個別対応もいたしますので、患者様の状態に合わせて指示、又は栄養科にご相談ください。

❼食事の姿勢

食事中および食後30〜60分は、胃食道逆流を防ぐ姿勢をとります。

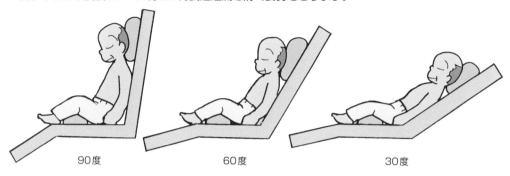

90度   60度   30度

❽食具の調整

曲がりスプーン
手首を曲げずに使用できる

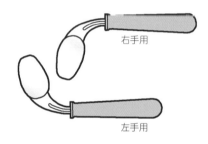

右手用

左手用

ユーテンシルホルダー
グリップ付き。手の力が弱い場合に

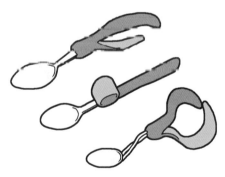

バネ付き箸
握力が弱くなったり、箸先がかみ合いにくい場合に

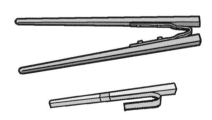

すべり止めの盆と敷物
片手でも、押さえなくても、食器が滑らない

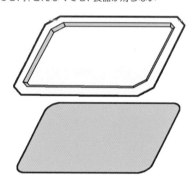

片側が浅底の皿
食物をスプーンですくいやすい

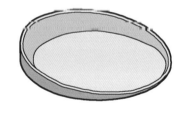

U字に切り込みを入れた紙コップ
あごを引いたままでもⒷから飲みやすい

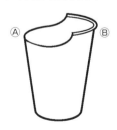

Ⓐ Ⓑ

胃ろうの始めどき、やめどき

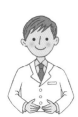

高齢化により、摂食嚥下障害の罹患率が増え、経腸栄養によるサポートが必要な患者さんも必然的に増加すると予想されていましたが、高齢者におけるAHN（Artificial Hydration and Nutrition：人工的水分・栄養補給法）の是非についての議論やマスコミ報道により、新規胃ろうが減少してきました。しかし今後は、当面差し控えていた患者さんや、経鼻胃管が長期にわたっている待機患者さんが胃ろうへ移行することで、増加傾向に転ずると予想されています。

経静脈栄養に切り替えなければならないのは、どんなとき

胃ろうなどの経腸栄養をしていても、誤嚥の危険がまったくなくなるわけではありません。通常、唾液は1日1〜1.5ℓ分泌されており、十分な口腔ケアをしていても、唾液を誤嚥してしまう「唾液誤嚥」が起こりえます。唾液の分泌量は、経腸栄養時に多くなり、経腸栄養を中止すると少な

くなって誤嚥も起きにくくなります。重度の唾液誤嚥が起こる場合は、口腔内の持続吸引や気管切開等の処置をしながらでないと、経腸栄養を継続することが困難となってきます。

胃ろうからの経腸栄養を中止して経静脈栄養に切り替えなければならないのは、次の場合です。

①誤嚥性肺炎の急性期
②嘔気・嘔吐が強い
③下痢が頻回で、経腸栄養のみでは水分量が充足できない
④消化管に病気（腸閉塞など）があり、経腸栄養を継続できない
⑤ろう孔の感染や、ろう孔からの漏れが強く、胃ろうを使用できない
⑥重度の唾液誤嚥で、経腸栄養により重度の喘鳴がみられる人生の最終段階

このうち⑥については、人生の最終段階であると判断すれば、ご家族やスタッフとの話し合いをにより、経静脈栄養に切り替えるのではなく、経腸栄養を徐々に減量していくことで、人生の最終段階を平安に過ごしていただくことも可能であり、選択肢の1つとなります。

呼吸リハビリとは

　私たちの体は、使わなければだんだん衰え、弱くなってしまいます。少しの運動で息切れするように
なると、体を動かすこと（活動）が減ってしまい、足腰が弱くなり、最悪の場合は寝たきりの状態
に――という悪循環が生じてしまいます。そうならないためにも、適度な運動を行うことが大切で
す。

　呼吸リハビリには、運動による息切れ（呼吸困難感）を軽減させ、運動耐久性の向上、活動範囲を
拡大させる目的があります。

　呼吸に必要な筋肉（呼吸筋）をストレッチしたり、トレーニングすることで、息切れを軽減し、呼
吸がしやすくなるように考えられた訓練（間接嚥下訓練の項〈p.140参照〉で紹介した
❶❷❸❹❿など）を行います。体にある程度の負担を与えなければ運動療法になりませんが、いきな
り強度の運動を始めてはいけません。負担になりすぎない範囲での適切な運動を続けることが大切
です。呼吸リハビリをできるだけ早い段階から行っておくことで、誤嚥や窒息が起こっても、しっか
りと喀出（痰や唾などを吐き出すこと）できる体力を維持することができます。

重度の唾液誤嚥への胃ろう造設は慎重に

　馬場、才藤＊らは、摂食嚥下障害の臨床的重症
度を次のページの表のように7レベルに分類し、
「重症度とそれに見合った対応法を明確にするこ
とが臨床上有用である」と提唱しています。

　分類2の食物誤嚥は、「誤嚥を認め、これに対し
て食物形態効果が不十分なレベルである。経口摂
取は不可能で、水・栄養管理は経管栄養が基本と
なる。長期管理の場合は胃ろうが積極的に検討さ
れる。直接嚥下訓練は専門施設内で行われ、訓練
による改善がみられない場合、外科的治療（機能
再建術）も検討される」とされています。

　分類1の唾液誤嚥は、「最重度のレベルで常に
唾液も誤嚥していると考えられる状態である。食
事には持続的な経管栄養法を要するが、経管栄養
法を行っていても唾液の誤嚥のために医学的安定
性を保つことが困難なレベルである。場合によっ
ては外科的治療（気管食道分離術）が検討される」
とされています。

　摂食嚥下障害は、適切なリハビリを行っていて
も、老化に伴い重症化していきます。終末期では
コントロールが不良となり、経管栄養を行うこと
も唾液量の増加につながり、誤嚥性肺炎をきたす
ことになります。この際に積極的に対応すること
を望むのであれば、嚥下機能改善手術や気管食道
分離術を併用しての経管栄養となります。

▼摂食嚥下障害の臨床的重症度に関する分類

	分類	食事	経管栄養	嚥下訓練	在宅管理	備考
誤嚥なし	7 正常範囲	常食	不要	大きな問題はなく普通の食事は食べられる。 ➡必要なし	問題なし	
誤嚥なし	6 軽度問題	軟飯、軟菜食など義歯、自助具の使用	不要	誤嚥はないが、のどの残留感や食べにくいものなどがある。 ➡間接嚥下訓練(1)、食事の工夫、義歯調整などが必要なこともある	問題なし	食事動作や歯牙の問題など 経過観察でよいレベル
誤嚥なし	5 口腔問題	軟飯、軟菜食、ペースト食など 食事時間の延長 食事に指示、促しが必要 食べこぼし、口腔内残留が多い	不要	誤嚥はないが、咀嚼や送り込みなどの口の中の問題がある。 ➡食事中の見守り、間接嚥下訓練、食べやすい食物の検討などが必要	可能	先行期、準備期、口腔期の問題
誤嚥あり	4 機会誤嚥	嚥下訓練食から常食 誤嚥防止方法が有効 水の誤嚥も防止可能 咽頭残留が多い場合も含む	ときにOE法の併用	ときどき誤嚥する、またはときどき湿性嗄声がある。 ➡口腔内の問題への対応に加え、咽頭問題の評価、咀嚼の影響の検討が必要。一般医療機関や在宅で直接嚥下訓練が可能	可能	医学的に安定(2)
誤嚥あり	3 水分誤嚥	嚥下訓練食 水を誤嚥し誤嚥防止方法が無効 水分に増粘剤必要	ときにOE法・胃ろうの併用	水分は誤嚥するが、とろみをつけた水分やペースト状の食物は安全に嚥下できる。 ➡上記4の対応に加え、水分摂取の際にOE法などチューブが必要な場合もある。医師や専門家がいる施設では直接嚥下訓練が可能	可能	医学的に安定
誤嚥あり	2 食物誤嚥	経管栄養法	長期管理に胃ろうの検討	どのように工夫しても誤嚥があるが、呼吸状態は安定している。 ➡経口摂取は不可能で、経管栄養が基本。専門医療施設以外での直接嚥下訓練は困難	可能	医学的に安定 難治の場合、機能再建術の検討
誤嚥あり	1 唾液誤嚥	経管栄養法	長期管理に胃ろうの検討	唾液を含めすべての食物を誤嚥し、常にゼロゼロ痰がらみ音がしている。 ➡持続的な経管栄養法が必要。直接嚥下訓練は不可能	困難	唾液を誤嚥 医学的に不安定(3) 難治の場合、気管食道分離術の検討

(1) 間接嚥下訓練は6以下のどのレベルにも適応あり
(2) 適当な摂食管理で、低栄養・脱水・肺炎などを防止可能
(3) 経管管理をしても医学的安定性を保つことができない
※ OE法：間歇的口腔食道経管栄養法

＊馬場、才藤　馬場尊、才藤栄一：摂食・嚥下障害の診断と評価：日独医報 Vol.46 No.1 17-25 (2001)

終末期のAHNについて

　「枯れるように逝く」ことが人のあるべき最期として認知されつつあり、終末期（人生の最終段階）の人工的水分・栄養補給法（Artificial Hydration and Nutrition：**AHN**）による栄養療法のあり方についても議論されています。

　一般的には「病気やけがの治る見込みがなく、死が迫っている」場合を終末期と定義しています。また、日本尊厳死協会では「高度の意識障害（植物状態）が長期間（3カ月以上）続く」場合も終末期として加えています。

　終末期の長さは人によって様々ですが、栄養管理によって寿命を延伸することが可能です。経管栄養（経鼻胃管・ろう管栄養〈胃ろう・腸ろうなど〉）や高カロリー輸液によって栄養補給と水分補給を行えば、口から食べなくても、ときには年単位で寿命を延伸することができます。栄養補給なしで水分補給だけなら、およそ数週間単位となり、水分補給もないと数日単位になります。

　終末期と告知されても、家族には「回復することがあるのでは」という思いや願いがあります。その際に本人にとってAHNが益なのか害なのかをチームで考えることが重要です。判断に悩んだ場合、経管栄養であれば、まずは経鼻胃管を開始した上で「必要栄養量を充足しても害がないか？」を判断します。害がなければ、一定期間継続した上で、「本人にとって益があるのか？」を判断します。益がなければ減量や中止を検討し、益があれば「苦痛の少ない胃ろうなどのろう管栄養に変更する」という選択肢も考慮します。

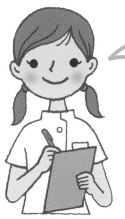

「食べられないから胃ろう」ではなく、どんな状態であっても、目的を持って胃ろうにしないとダメなんですね！

新人ナース

摂食嚥下支援と食支援

摂食嚥下支援を含む食支援、（食支援⊃摂食嚥下支援）における栄養管理とリハビリの関係を、下図に示しました。人は老化と共に徐々に摂食嚥下機能が低下していきます（これを、図の左から右への変化として表現しています）。脳卒中や認知症などの病気によって機能低下が加速されることもありますが、それ以上に禁食（経口摂取の禁止）が何よりも悪化の要因となります。老化と共にキュアよりもケアを重視することが望ましいとされており、終末期を迎えようとしている摂食嚥下障害患者も住み慣れた在宅へ移行することが目標とされています。

食支援の中に栄養管理があり、栄養管理の中に栄養療法・栄養治療があります。図では栄養管理に関連することを上段に、リハビリに関連することを下段としました。摂食嚥下障害の外科的治療のタイミングについても最下段に示しています。注目すべき点は、「摂食嚥下機能が悪化すればするほど、それを改善させるためには、より侵襲的な治療や積極的なリハビリが必要になる」ということです。つまり、「ケアを望んでいる人にもキュアを勧めることになる」というギャップが生じています。

対象の患者さん（生活者・利用者）が、「図のどこにいるのか？」「現時点で何を目標としているのか？」そして「どんな思いでいるのか？」を、かかわる多職種で共有し、各スタッフがそれぞれ可能なキュアとケアを提供する——そのことこそが**在宅療養サポートチーム**（**hST**）の役割であると考えています。在宅療養には5つの支援（医療支援、介護支援、生活の支援、生きがいの支援、こころの支援）があります。食支援は食材選択、調理方法、五感での楽しみなどの意味合いも含んでいるため、5つの支援のすべてに関わっているといえます。

▼摂食嚥下支援を含む食支援における栄養管理とリハビリテーションの関係

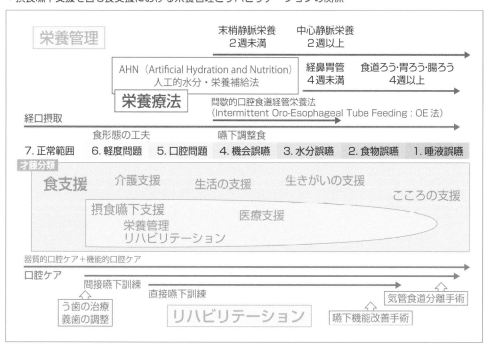

在宅栄養管理の問題点

　近年、胃ろうを含むAHNは延命治療の1つという位置づけにされてしまい、本来AHNが必要な患者さんに対して、栄養療法が介入できないまま、遅い段階からの過度なリハビリのみを行い、サルコペニア（加齢性筋肉減弱現象）をより一層悪化させているケースがみられます（図の「リハビリのみ」）。

　人生の最終段階には至っておらず栄養療法が必要な高齢者のフレイル（frailty：虚弱）に対しても、NST（Nutrition Support Team：栄養サポートチーム）が介入しないケースが増えているように感じています。本来はそのような人に対して、「AHNの導入時には病院NSTが自信を持って提案し、栄養管理とリハビリの両輪で回復にまで持っていく」のがあるべき姿であり、退院後は在宅療養サポートチーム（hST：Home care Support Team）（p.159参照）に引き継ぎ、平安な在宅療養を行うことが望ましいと考えています。

　また、日常生活に制限のある期間に入る前から栄養管理とリハビリの両方またはいずれかを行うことで、平均寿命と健康寿命が延伸し、終末期を含むすべての時期でQOLが向上するものと考えます。

▼栄養管理＋リハビリテーションで「健康寿命の延伸」と「日常生活に制限のある期間のQOL向上」が実現

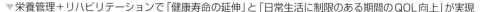
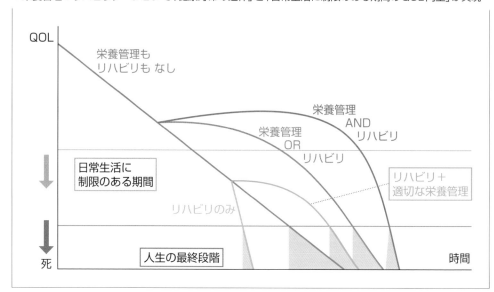

chapter 9

継続的な
胃ろうケアのために

胃ろう患者さんを取り巻く環境は、地域によって様々です。

胃ろう患者さんを地域全体でサポートできるよう、

いろいろなツールを活用しましょう。

PEGクリニカルパスって何?

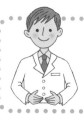

クリニカルパス (以下パス) とは、ある疾患の治療を行う上で必要となる医療行為を経時的に並べて標準的な治療スケジュールとし、すべての患者さんに統一した医療を受けていただこうとするものです。

院内PEGクリニカルパス (院内パス)

「脳梗塞の患者さんが神経内科で入院されていて、消化器内科医がPEGを行う」といったケースが多くありますが、このように複数の医師がかかわる場合や、様々な病棟で行われるPEGにおいて、パスは有効といえます。

パスの内容や形式は施設により様々ですが、筆者らは、院内パスの中に患者さんと介護者への胃ろう管理指導を入れることにしています。PEGに

することが目標ではなく、患者さん自身に使いこなしていただくまでを目標と考えているからです。

また、造設後の必須検査に嚥下造影を入れています。これも、PEGを通過点にし、もう一度経口摂取を目指したいという思いからです。患者用パスは入院時に本人や家族にお渡しして、術前・術後の過ごしかたがわかっていただけるようになっています。

▼医療者用 (表)

※PDFダウンロードサービスがあります

内視鏡的胃瘻造設術 (PEG) クリニカルパス　診療用　No1　　患者氏名

| | | 入院時〜 | 造設3日前〜 | 造設前日 | 造設当日 月 日 | | 造設1日目 |
		月 日	月 日 月 日	月 日	造設前	造設後	月 日
医師記入	安静度	自由	自由	自由	□ベッド上安静	□ベッド上安静	□ベッド上安静 (トイレのみ可)
	検査	□胃、食道逆流 (有・無) □腹部手術歴 □VPシャント □採血・採尿・喀痰培養 □X線検査 (胸・腹) □上部内視鏡・上腹部CT	□出血時間 □感染症 (　)				□採血 □PEGチューブ造影
	Dr指示			□便秘時 夕 ラキソベロン10d	□便秘時 朝 GE (60)　NsⓈ □ルート確保10時 (右側) □ルート確保時抗生剤 (1時間で) NsⓈ □持参薬品 □出棟前VS測定	□抗生剤　時　NsⓈ □帰室時VS測定;　NsⓈ □1時間後VS測定;　NsⓈ □PEG開放 〜翌朝造影まで □創部痛鎮痛剤 (ボルサポ)　　mg	□抗生剤 (朝・夕)　NsⓈ □創部痛鎮痛剤
	内服	□抗凝固剤中止			□朝〜止め	□再開 (夕〜)	□再開 (朝・昼・夕〜)
	栄養	□通常どおり	□通常どおり	□通常どおり	□朝〜止め・絶飲食	*注入後2Hクランプ、のち開放	
	保清	□入浴 (可　不可)	□入浴 (可　不可)	□入浴 (可　不可)		□入浴禁止	□入浴禁止
	書類	□入院診療計画書 □NST依頼箋	□PEG同意書 □リハビリ中止連絡				
	バリアンス	(有　無)　NsⓈ	(有　無)　NsⓈ	(有　無)　NsⓈ	(有　無)　NsⓈ	(有　無)　NsⓈ	(有　無)　NsⓈ
看護師記入	指示受け印 観察項目	□胃瘻管理シート作成				・肺雑音 (有・無) ・出血 (有・無) ・カーテルトラブル (有・無) ・疼痛 (有・無) 準	・肺雑音 (有・無)　深　準 ・疼痛 (有・無) ・カーテルトラブル (有・無)
	処置・ケア		口腔ケア 深 NsⓈ　深 NsⓈ 日 NsⓈ　日 NsⓈ 準 NsⓈ　準 NsⓈ	口腔ケア 深 NsⓈ 日 NsⓈ 準 NsⓈ	口腔ケア 朝 (深夜帯) EDチューブ抜去後　NsⓈ	口腔ケア 疼痛時:鎮痛剤の使用 有・無 (　)	・PEGの処置・Dr・Ns施行;　NsⓈ ・Air確認 ・消毒・ガーゼ交換 ・バンパー緩める
	指導・説明	患者へIC:パス渡し 腹帯準備　NsⓈ	絶食について 絶食札　NsⓈ		安静・疼痛に関する説明		

▼医療者用（裏）　　　　　　　　　　　　　　※PDFダウンロードサービスがあります

内視鏡的胃瘻造設術（PEG）クリニカルパス　診療用　No2

患者氏名＿＿＿＿＿＿＿

		造設2日目 月 日	造設3日目 月 日	造設4日目 月 日	造設5日目 月 日	造設6日目 月 日	造設7日目 月 日
医師記入	安静度	□ベッド上安静(トイレのみ可)	□ベッド上安静(トイレのみ可)	□ベッド上安静(トイレのみ可)	□ベッド上安静(トイレのみ可)	□ベッド上安静(トイレのみ可)	□ベッド上安静(トイレのみ可)
	検査						□嚥下造影
	Dr指示	□5%Tz □注入食 注入100/h 時〜 □注入前 ①エア抜き；NS印 ②胃内容物吸引；NS印 □注入後 ①湯・酢水フラッシュ(酢水は最終のみ) □創部痛鎮痛剤	□注入食速度100/h □注入前 ①エア抜き；NS印 ②胃内容物吸引；NS印 □注入後 ①湯・酢水フラッシュ(酢水は最終のみ) □創部痛鎮痛剤	□注入食速度100/h □注入前 ①エア抜き；NS印 ②胃内容物吸引；NS印 □注入後 ①湯・酢水フラッシュ(酢水は最終のみ)	□注入食速度100/h □注入前 ①エア抜き；NS印 ②胃内容物吸引；NS印 □注入後 ①湯・酢水フラッシュ(酢水は最終のみ)	□注入食速度100/h □注入前 ①エア抜き；NS印 ②胃内容物吸引；NS印 □注入後 ①湯・酢水フラッシュ(酢水は最終のみ)	□注入食速度100/h □注入前 ①エア抜き；NS印 ②胃内容物吸引；NS印 □注入後 ①湯・酢水フラッシュ(酢水は最終のみ) □PEG回診(抜糸) □8日目以降の指示記入
	内服 栄養	□通常通り □5%Tzのみ □注入食再開					
	保清	□入浴不可	□入浴不可	□入浴不可	□入浴不可	□入浴不可	□入浴不可
	書類 バリアンス 指示受け印	（有　無　） NS印	（有　無　） NS印	（有　無　） NS印	（有　無　） NS印	（有　無　） NS印	（有　無　） NS印
看護師記入	観察項目	・肺雑音(有・無) 深 準 ・下痢・嘔吐(有・無) ・瘻孔周囲皮膚トラブル(有・無) 　発赤・腫脹・搔痒・圧痛 　チューブ抜れ ・カテーテルトラブル(有・無) ・瘻孔周囲のもれ(有・無)	・(有・無) 深 準 ・(有・無) ・(有・無) ・(有・無) ・(有・無)	・(有・無) 深 準 ・(有・無) ・(有・無) ・(有・無) ・(有・無)	・(有・無) 深 準 ・(有・無) ・(有・無) ・(有・無) ・(有・無)	・(有・無) 深 準 ・(有・無) ・(有・無) ・(有・無) ・(有・無)	・(有・無) 深 準 ・(有・無) ・(有・無) ・(有・無) ・(有・無)
	処置・ケア	・PEGの処置・Dr・Ns施行 NS印 [　　　] ・バンパー回転	・Ns施行 Ns印 ・バンパー回転	・Ns施行 NS印 ・バンパー回転	・Ns施行 NS印 ・バンパー回転	・Ns施行 NS印 ・バンパー回転	・Ns施行 NS印 ・バンパー回転
	指導・説明	□簡易懸濁法の見学 □注入準備〜投与の見学	□簡易懸濁法の見学 □注入準備〜投与の見学	□簡易懸濁法実践 □注入準備〜投与の実践	□簡易懸濁法実践 □注入準備〜投与の実践	□簡易懸濁法実践 □注入準備〜投与の実践	□簡易懸濁法実践 □注入準備〜投与の実践

▼患者用　　　　　　　　　　　　　　※PDFダウンロードサービスがあります

胃ろうをつくられる　　　　様と御家族の方へ

	日程	造設前日 月 日	造設当日 月 日( )	造設 日目 月 日( )	造設 日目 月 日( )	造設1週間目 月 日( )	1週間目以降 月 日( )	2週間目以降 月 日( )	3週間目以降 月 日( )	
＊胃ろう造設までに、造設可能かどうか採血 腹部OTなどの各種検査をおこないます。	処置	＊胃ろう造設術について医師より説明があります。また、担当看護師からも説明を行います。	昼前に内視鏡センターにて、胃ろう造設術を行います。＊造設後は鎮痛剤を積極的に使います。	＊胃ろうから造影剤を送り込んで、逆流の有無を検査します。＊創の消毒とガーゼ交換をします。		胃ろう回診にて、創部の観察と抜糸を行います。	消毒の必要はありません。注入後に拭き取るのみです。	ろう孔は2週間で完成されます。		退院… 次回の交換は4〜6ヶ月後です。
＊NST(栄養サポートチーム)にて栄養評価を行います。	栄養	通常の栄養を行います。	絶食になり、点滴を行います。		胃ろうから少しずつ注入食を始めます。		点滴が終わり、通常の栄養量になります。	状態に応じて、嚥下評価を行います。		
	清潔	入浴します。	入浴禁止	入浴禁止 体を拭きます。		シャワーに入れるようになります。	入浴できます。			
	安静	ベット上での安静です。				リクライニングシート・車椅子に乗っていただけます。リハビリも再開します。				
	指導	＊注入食が始まる際、注入方法をお教えします。 状態が安定したら、退院前にカンファレンスを行い、退院の調整を行います。								

準備していただくもの　バスタオル3〜5枚、フェイスタオル3〜5枚、パジャマ2〜3枚、病衣（前あき。病院の病衣を利用時は要申込）、オムツ、腹帯1〜2枚（瘻孔形成まで1〜2週間は創部の安静が必要です、創部保護のために使用します。場合により、バスタオルでの対応も可能です）、日常使用されているクッションかマクラなどがあれば御用意下さい。

＊胃ろうカテーテルの交換は、4〜6ヶ月毎に

○○病院 NST-PEG
胃ろう担当医師：○○　胃ろう担当看護師：○○
連絡先：000-0000-0000

PEG地域連携クリニカルパス（連携パス）

PEG地域連携パスは、A4サイズの裏表2枚で構成されています。院内パスとは違い、病−診、病−病、診−診の架け橋となれるよう、どちらかというとチェックシートに近い形になっています。患者さんの胃ろう情報を伝えること、そして退院後から次回の交換までの良好な胃ろう管理と良好な栄養状態の維持を目標としています。1枚は「医療者用」、もう1枚は「患者用」です。

医療者用パスにより、退院後どの医療機関でも計画性のある標準的医療が提供できるようになっています。毎月の訪問診療時には、①栄養評価のための診察（身体症状）、②胃ろうの観察、③口腔汚染の状態、④床上嚥下の状態、⑤褥瘡の状態──を記載するようにし、胃ろうの管理だけでなく栄養管理も行えるように工夫しています。

患者用パスには、PEGカテーテルの種類、栄養剤の種類・量、訪問診療・採血の予定が掲載されています。裏面には、事故・自己抜去時の緊急連絡先や、トラブル発生時の統一した対処法が掲載されています。

この連携パスが全県、そして全国へと広がり、胃ろう患者さんのQOLの向上につながればと思っています。

▼ 医療者用（表）　　　　　　　　　　　　　　　※ PDFダウンロードサービスがあります

(表：PEG地域連携パス（診療スケジュール：医療者用）の詳細なチェックシート。造設・交換施設、管理施設・かかりつけ医院、交換施設、訪問看護ステーション、患者情報、PEG造設日、PEG交換日、PEG種類、PEGサイズ、PEG造設部位、特記事項、病名、合併症、検査項目、身体測定、血圧・脈拍測定などの項目と、1ヶ月～6ヶ月の診察・測定・検査・評価・治療・指導・その他の欄で構成されている。)

記入者サイン　造設・交換施設：

管理施設・かかりつけ医院：

154

▼医療者用（裏）　　　　　　　　　　　　　　　　　　　　　※PDFダウンロードサービスがあります

◎診療の詳細

注：PEGカテーテル事故抜去時は①カテーテルは捨てない。②可及的速やかに同サイズの尿道カテーテルを8cm挿入、バルーンを膨らまし、瘻孔を確保。造設・交換施設に連絡ください。
注：造設・交換時より診察所見が著明に悪化する場合。総合判定が重度の栄養障害に至る場合は速やかに造設・交換施設に連絡ください。

【診察（身体症状）】　皮下脂肪消失：0 +1 +2 +3　筋肉消失：0 +1 +2 +3　下腿浮腫：0 +1 +2 +3　仙骨部の浮腫：0 +1 +2 +3

【PEG観察】　PEGアセスメントハンドブックにて

【口腔観察】　口腔の汚染状態を評価：なし　+1（軽度汚染）　+2（高度汚染）

【床上嚥下評価】　7.6.5.4.3.2.1.（必ず記載してください）

7 正常範囲	摂食・嚥下に問題なし。
6 軽度問題	摂食・嚥下に軽度の問題あり、若干の食事形態の工夫が必要。
5 口腔問題	主に準備期や口腔期の中等度の障害があるもの。咀嚼に対して食事形態の工夫が必要。
4 機会誤嚥	通常の摂食方法では誤嚥を認めるが一口量の調節、姿勢効果などで、水分誤嚥も十分防止できるレベル。適当な摂食・嚥下方法が適応されれば、医学的安定性保たれる。
3 水分誤嚥	水分誤嚥を認め、誤嚥防止法の効果は不十分であるが、食物形態効果は十分に認めるレベル。嚥下食・適当な摂食・嚥下方法が適応されれば、医学的安定性は保たれる。
2 食物誤嚥	誤嚥を認め、食物形態効果が不十分なレベル。水・栄養管理は経管栄養が基本となる。経管栄養法を行っている限り医学的安定性は保たれる。
1 唾液誤嚥	常に唾液も誤嚥していると考えられるレベル。持続的な経管栄養法を必要とするが、誤嚥のために医学的安定が困難。合併症のリスクが高く、直接的訓練法も困難なレベル。

【身体測定】
6ヶ月で10%以上の体重減少　⇒　中等度以上の栄養障害
2週間で2%以上体重減少　⇒　重度の栄養障害（急性）

＊体重測定が困難な場合は
BMIを18と仮定し⇒18×身長(m)×身長(m)にて目標体重を設定する！

BMI (body mass index) ＝体重／(身長(m)×身長(m))　　18.5未満：やせ、18.5-25.0：普通、25.0以上：肥満
理想体重 (IBW: ideal body weight)＝22×身長(m)×身長(m)
%理想体重 (%IBW)＝体重／理想体重×100　　80-90：軽度不良、70-80：中等度不良、70以下：高度不良

【血液検査】
《免疫状態の指標》
総リンパ球数 (TLC: total lymphocyte count)＝白血球数×%リンパ球/100　　　1800以上：基準値、1799-1500：軽度不良、1499-900：中等度不良、900未満：高度不良
《栄養状態の指標（予後推定栄養指数）》
O-PNI: Prognostic Nutritional Index（小野寺）＝（10×血清アルブミン[BCG法]）＋（0.005×総リンパ球数）　　　45以上：基準値、40-45：軽度不良、40未満：中等度以上不良
アルブミン3.5以下の低値になると乖離幅が0.3となり、BCP改良法までアルブミン3.5以下をBCG法に直すと＋0.3が推定値になります（O-PNIについてもアルブミン3.5以下では＋3）
【判定結果】　身体症状・身体測定・血液検査から総合的に栄養評価：　□栄養状態良好　□中等度あるいは潜在的に栄養状態不良　□重度の栄養障害

【必要エネルギー量・必要水分量の算出】
Harris-Benedict式による安静時基礎代謝量(BEE)の算出　　　男性式：66.47+13.75×体重(kg)+5.003×身長(cm)−6.775×年齢
　　　　　　　　　　　　　　　　　　　　　　　　　　　　　女性式：655.1+9.563×体重(kg)+1.850×身長(cm)−4.676×年齢

必要エネルギー量（Kcal／日）＝BEE×活動係数×傷害係数
必要水分量（ml／日）＝現体重×35

活動係数	寝たきり（意識低下状態）：1.0、　寝たきり（覚醒状態）：1.1、　ベッド上安静：1.2、　ベッド外活動：1.3-1.4、　一般職業従事：1.5-1.7	
傷害係数	何もなければ：1.0	
	体温：1.0℃上昇で0.1ずつUP （37℃:1.1　38℃:1.2　39℃:1.3　40℃:1.4）	COPD：1.1-1.3 褥瘡：1.2 癌：1.1-1.3
	感染症：軽度：1.2	
	感染症：高度（DIC、敗血症）：1.5	

▼患者用（表）　　　　　　　　　　※PDFダウンロードサービスがあります

造設／交換後の管理施設・かかりつけ医院での診療スケジュール（患者用）

　　　　　　　　　　　　様　　　　　　　　管理施設・かかりつけ医院：

あなたの胃瘻は	バンパー型 ・ バルーン型　ボタン型 ・ チューブ型　　ENFitへの切替え					
キット名：	太さ：　　Fr	長さ：　　cm	バルーン容量：　　ml			

月/日	/	/	/	/	/	/
交換後	1ヶ月	2ヶ月	3ヶ月	4ヶ月	5ヶ月	6ヶ月
						簡易懸濁法

目標	良好な胃瘻管理
	胃瘻カテーテル事故抜去防止
	良好な栄養状態の維持と可能な限りの経口摂取への取り組み
診察	毎月1回の往診、血圧・脈拍測定
測定	3ヶ月に1回の簡単な身体測定
検査	（3ヶ月・6ヶ月）に1回血液検査

栄養剤	朝	栄養剤：	量：　　ml	水：　　ml
注入	昼	栄養剤：	量：　　ml	水：　　ml
	夕	栄養剤：	量：　　ml	水：　　ml
	眠前	栄養剤：	量：　　ml	水：　　ml

注入の形態：　液体　・　半固形化

薬	・飲み薬　簡易懸濁法
その他	＊事故抜去時は緊急連絡先に連絡下さい。　　　TEL：
	＊胃瘻のトラブル：
	カテーテルが詰まる、注入栄養剤が漏れる、胃瘻周囲の皮膚トラブル（発赤・潰瘍・肉芽）、嘔吐、下痢
	＊退院後は4～6ヶ月毎に胃瘻交換が必要です（バルーン型は1～3ヶ月毎）。

記入者サイン　造設・交換施設：

　　　　　　　　管理施設・かかりつけ医院：

＊トラブル対処方法と注意事項＊

トラブル	対処方法と注意事項
下痢 ・水様便が頻回に出る	・管理施設や訪問看護師の指導を受けながら、体調に合わせて、注入量・速度・濃度・温度・を調整しましょう（注入量を少なく、速度を遅く、濃度を薄く、人肌程度に温める）。 ・下痢が続く場合は、感染症の可能性もあり、管理施設に連絡するか受診しましょう。
便秘 ・便が硬くなかなか出ない ・お腹が張って痛がったり、吐いたりする	・水分不足の場合（尿量の少ない時）は水分量を増やしましょう。 ・時計回りにお腹のマッサージやお腹を温めるなどをしてみましょう。 ・歩ける方は、日中、散歩などをして体を動かしてみましょう。
嘔気・嘔吐 ・気持ち悪そうにしていたり 胃の内容物を吐いたりする	・注入前に声かけをして反応や顔色を確認しましょう。 ・注入時は上半身を30度～90度にします。 ・カテーテル接続時に胃内容物の逆流量が50ml以上ある時は、30分～1時間ほどあけて<u>もう一度、胃内容物の確認</u>をしましょう。 　＊胃内容物が50ml以下の場合：ゆっくり注入を開始しましょう。 　＊胃内容物が50ml以上ある場合：注入は中止し、管理施設に連絡しましょう。 ・注入時の姿勢（上半身を起こす）や注入速度（ゆっくり）に気をつけましょう。 ・注入中に吐いたり、吐きそうになっている時は、注入を止めて様子をみます。 　嘔吐が続く場合は、注入を中止し、カテーテルを開放し、管理施設に連絡しましょう。 ・注入が終わっても30分間は上半身を起こしておきましょう。
詰まり ・カテーテルに栄養剤が流れていかない状態	・指でカテーテルを根元からしごいたり、カテーテルから水を20ml程度注入してみましょう。注入できない場合は、管理施設や訪問看護師に連絡しましょう。 ・注入前に、姿勢や注入速度、お腹の張り具合を確認します。
漏れ	・カテーテル接続時に胃内容物の逆流量を確認しましょう。 　＊胃内容物が50ml以上ある場合：注入は中止し、管理施設に連絡しましょう。 ・漏れが続く場合は管理施設や訪問看護師に連絡しましょう。
皮膚ただれ・発赤・びらん ・発赤は胃瘻周囲の皮膚が赤い状態で、びらんは皮膚が欠損した状態	・注入後は胃瘻周囲をふき取り清潔にしましょう。汚れに応じて『Yパフ』をしましょう。 ・カテーテルを回転させ、ストッパーの位置をかえましょう。 ・カテーテルがひっぱれないように、気をつけましょう。 ・皮膚の状態が良くならない時は、管理施設や訪問看護師に相談しましょう。
カテーテルが破損した場合	・管理施設や訪問看護師にすぐに連絡しましょう。
カテーテルが抜けた時	・抜けた時は、すぐに緊急連絡先に連絡を行い、カテーテルは捨てずに見せましょう。
付属品の汚れ・破損	・管理施設や訪問看護師に連絡しましょう。

```
緊急連絡先：  管理施設・かかりつけ医院：              TEL：

             胃瘻トラブル連絡先：    日中：            TEL：

                                  夜間：            TEL：

    付属品等の購入先：                      TEL：
```

NSTの活動とチーム医療
複数の専門職がうまくかかわるためには、どうすればいいの？

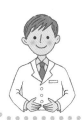

栄養サポートチーム（**NST**：Nutrition Support Team）とは、職種の壁を越え、栄養サポートを実施する多職種の集団（チーム）です。NSTは1960年代の中心静脈栄養（TPN）の開発・普及と共に誕生し、欧米を中心に世界各地に広がりました。日本では1998年頃から始まり、2006年4月の診療報酬改定により、全国各地でNSTが稼働していきました。

NSTの目的

NSTは、その稼働施設だけでなく、周囲の医療機関や福祉施設においても同様の栄養管理が可能となるように、地域一体型NSTの構築を目指しています。

① 適切な栄養管理法の選択（各種栄養療法の適応の遵守）
② 適切かつ質の高い栄養管理の提供（適正投与エネルギーや投与栄養成分の決定）
③ 栄養障害の早期発見と栄養療法の早期開始
④ 栄養療法による合併症の予防
⑤ 疾患罹病率・死亡率の減少（感染症や褥瘡の発生予防と治癒促進）
⑥ 病院スタッフのレベルアップ
⑦ 医療安全管理の確立とリスク回避
⑧ 栄養剤・医療材料の適正使用による経費削減
⑨ 在院日数の短縮と入院費の節減
⑩ 在宅治療症例の再入院や重症化の抑制

NSTの活動とチーム医療

　NSTとは、「医療の基本である栄養管理を、多職種で力を合わせてサポートしていこう」というチームです。今日、病院は大きくなればなるほど各科別の分業化が進んでおり、それぞれのエキスパートによる診療がなされています。肝心の栄養管理が不十分であれば入院が長期化し、治療が難渋するケースもあります。また、褥瘡、誤嚥性肺炎などの高齢患者さんは、褥瘡が治れば、肺炎が治ればよいというわけではありません。原因として摂食嚥下障害が潜んでいることがあり、その場合は原因そのものを解決しない限り再発をまぬがれません。

　NSTは院内の多職種のスタッフ（医師・歯科医師・看護師・薬剤師・管理栄養士・理学療法士・言語聴覚士・作業療法士・臨床検査技師・歯科衛生士・事務など）で構成されており、入院された患者さんに栄養評価を行い、栄養不良と判断された患者さんに対して診療科の枠を越えたサポートを行います。

　NSTの活動は多くの病院で成果を上げています。しかしながら急性期病院では、平均在院日数が14日を切るので、短期間での栄養管理・栄養療法には限界があります。栄養状態が改善しないままの退院となってしまうため、その受け皿となる退院後の施設や在宅医療の充実が必要です。したがって、地域の急性期病院のNSTが、地域内の病院・施設と緊密に協力し合うことが必要であると考えられています。

退院前カンファレンス

　急性期病院を退院し、在宅・施設へ転院する前に、胃ろう患者さんにかかわってきたスタッフと、これから受け入れるスタッフが集まり、引き継ぎを行います。病院ではNSTがかかわり、多職種がリポートしています。病院の主治医が知らないことを看護師や言語聴覚士が知っているケースも多くあります。管理栄養士や薬剤師による院内でのサポートも、退院後も継続していきたいものです。

　書面だけではなく、顔を突き合わせて話し合うことにより、お互いの連帯感も増し、何より患者さんとご家族が安心されます。

退院後も安心して生活ができるように、情報の共有が大切なんですね。

新人ナース

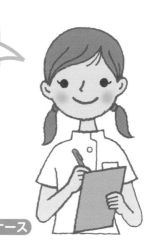

在宅療養サポートチーム（hST）による地域包括ケア

　筆者らは「まずは地元の大津京駅（滋賀県大津市）周辺から」と考え、2012年10月に「チーム大津京」というモデルチームを結成しました。その2年後の2014年10月には、大津市の7つの地域包括支援センター（あんしん長寿相談所）ごとに7つの在宅療養サポートチーム（Home care Support Team：**hST**）を結成することができました。事務局を地域包括支援センターが、リーダーをケアマネジャーが、サブリーダーを医師・歯科医師・薬剤師が担当することも決定しました。多職種の連携だけでなく同職種の連携も図り、強固なhSTに発展させ、団塊の世代が75歳以上の後期高齢者となる2025年には、地域がひとつの大きな病院のように、いくつもの診療所（医科・歯科）、いくつもの薬局、いくつもの訪問看護ステーション、いくつもの居宅介護支援事業所、入院施設、療養施設が連携して、"道は廊下で自宅が病室"となり、自宅で安心して最期のときを過ごせる環境とすることが目標です。

　そして2025年には、hSTに市民（住民）も巻き込み、地域包括ケアシステムの一端を担うことを望んでいます。

▼在宅療養サポートチーム構想（Home care Support Team：hST）

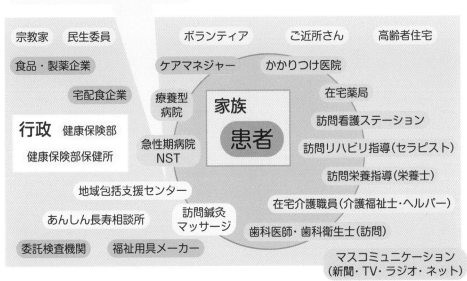

胃ろう患者さんにかかる費用は？

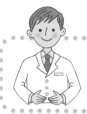

栄養剤や医療材料 (イルリガートル、栄養管、経腸栄養用シリンジ) ってどれくらいするの？

胃ろう患者さんの栄養剤にかかる費用は？

経管栄養に必要な栄養剤の価格は、栄養剤の種類によって異なりますが、1kcalあたり約1円です。1日の必要カロリーは1,000～1,500kcal程度ですので、1日で1,000～1,500円となり、1カ月で約3～4万円となります。医療費と考えずに食費＋αと考えれば、それほど高いとはいえない値段かもしれません。

在宅患者さんの経済的負担をできるだけ軽減することを考えれば、医薬品扱いのもの (経腸栄養剤) を選択することで保険請求が可能となります。ただし、医薬品扱いのものは食品扱いのものに比べてビタミンやミネラルが不足しがちなので、長期にわたって使用する場合は注意が必要です (p.77参照)。

購入方法にも違いがあり、医薬品扱いのものは医師の処方箋によって薬剤として購入することになります。一方、食品扱いのものは、医師や訪問看護ステーションなどに相談し、食品として購入できます。宅配サービスもあります。

すべてを医薬品扱いの栄養剤にするのではなく、デイサービスに出かけるときの忙しい朝などには、食品扱いの半固形化栄養剤を利用する人もおられます。それぞれの特徴を考慮し、うまく使い分けるとよいでしょう。

胃ろう患者さんの医療材料にかかる費用は？

在宅の胃ろう患者さんが経管栄養を行うためには、医療材料が必要となります。

在宅医は、経管栄養の患者さんの管理料がないため、在宅時医療総合管理料か在宅寝たきり患者処置指導管理料から、消耗医療材料を提供しています。高価であり、持ち出しになっていることも少なくありません。また、持ち出しになることから、在宅寝たきり患者処置指導管理料を算定せず、患者さんに購入してもらっている場合もあると聞きます。

イルリガートル	800～1,500円
栄養管	130～160円
一体型	350～450円
経腸栄養用シリンジ	160～180円
ラコール®NF配合経腸用半固形剤の 専用シリンジ	360円
ラコール®NF配合経腸用半固形剤の 専用アダプター	55円
加圧バッグ	3,000～7,000円

PEGカテーテルの交換と保険請求について

2008年4月の診療報酬改定によって、「胃ろうカテーテル交換後の確認を画像診断等を用いて行った場合に限り、PEGカテーテル交換手技料200点」が算定できるようになりました。その際の画像診断の費用も同時に算定できます。

一方、交換用カテーテルの特定保険医療材料価格は年々減額されています。次に示すのは2023年改定後の価格（「➡」の左は改定前）です。

バンパー型25,900円➡21,700円（ガイドワイヤーあり）・16,500円（ガイドワイヤーなし）
バルーン型10,600円➡7,480円
小腸留置型（PEG-J）15,800円
経皮経食道胃管（PTEG）17,200円

なお、バンパー型は4カ月以上経過、バルーン型は24時間以上経過していることが交換の条件となります。

胃ろう患者さんの診療報酬点数は？

2018（平成30）年度の改定で新設されたものも含めて紹介します。

- ● K664　胃瘻造設術（経皮的内視鏡下胃瘻造設術、腹腔鏡下胃瘻造設術を含む）(6,070点)
- ● K664-2　経皮経食道胃管挿入術（PTEG）(14,610点)
- ● K664-3　薬剤投与用胃瘻造設術 (8,570点) ……2018年度に新設
- ● K939-5　胃瘻造設時嚥下機能評価加算 (2,500点)
- ● H004-1　摂食機能療法（1日につき）30分以上の場合 (185点)
- ● H004-2　摂食機能療法（1日につき）30分未満の場合 (130点)
  - イ　経口摂取回復促進加算 (185点)
- ● J043-4　経管栄養カテーテル交換法 (200点)
- ● K665 1　胃瘻閉鎖術（開腹又は腹腔鏡によるもの）(12,040点)
- ● K665 2　胃瘻閉鎖術（内視鏡によるもの）(10,300点)
- ● K665-2　胃瘻抜去術 (2,000点)
- ● C002　在宅時医学総合管理料（※点数は要件により異なります）
- ● C105　在宅成分栄養経管栄養法指導管理料 (2,500点)
- ● C105-2　在宅小児経管栄養法指導管理料 (1,050点)
- ● C105-3　在宅半固形栄養経管栄養法指導管理料 (2,500点) ……2018年度に新設
- ● C109　在宅寝たきり患者処置指導管理料 (1,050点)
- ● C117　在宅経腸投薬指導管理料 (1,500点) ……2018年度に新設
- ● C161　注入ポンプ使用加算 (1,250点)
- ● C162　在宅経管栄養法用栄養管セット加算 (2,000点)

2018（平成30）年度の改定で、「経口摂取の回復を目的として、胃ろう造設を実施して1年以内に、在宅で半固形化栄養を行う」患者さんにおいて、1年間に限り、在宅半固形栄養経管栄養法指導管理料が以下のとおり新設されました。また、要件拡大で、在宅経管栄養法用栄養管セット加算も算定可能となりました。

在宅半固形栄養経管栄養法を行っている入院中の患者以外の患者に対して、在宅半固形栄養経管栄養法に対する指導管理を行った場合に、最初算定した日から起算して1年を限度として算定。

〈平成30年厚生労働省告示第43号〉

対象患者:
経口摂取が著しく困難なため胃瘻を造設しているものであって、医師が経口摂取の回復に向けて在宅半固形栄養経管法を行う必要を認め、胃瘻造設術後1年以内に該当療法を開始するもの。

〈平成30年厚生労働省告示第45号〉

算定要件:
◎主として、薬価基準に収載されている高カロリー薬又は薬価基準に収載されていない流動食[1]（市販されているものに限る）であって、投与時間の短縮が可能な形状にあらかじめ調整された半固形状のもの（以下、「半固形栄養剤等」という）を用いる。主として、単なる液体状の栄養剤等、半固形栄養剤等以外のものを用いた場合は該当しない。

◎当該指導管理料を算定しているものについては、経口摂取の回復に向けた指導管理（口腔衛生管理に係るものを含む）を併せて行う。なお、経口摂取の回復に向けた指導管理は、胃瘻造設術を実施した保健医療機関から提供された情報[2]も利用して行う。

◎J120鼻腔栄養の費用は算定不可。

(1) 薬価基準に収載されていない流動食を使用する場合は、退院時に該当指導管理を行っている必要がある。
(2) 嚥下機能評価の結果、嚥下機能訓練等の必要性や実施すべき内容、嚥下機能の観点から適切と考えられる食事形態や量の情報等を含む嚥下調整食の内容等。

〈平成30年3月5日保医発0305第1号〉

消化態栄養剤	半消化態栄養剤（液体）	半固形栄養剤
C105 在宅成分栄養経管栄養法指導管理料（2,500点/月）	C109 在宅寝たきり患者処置指導管理料（1,050点/月）	C105-3 在宅半固形栄養経管栄養法指導管理料（2,500点/月）
注入ポンプ加算（1,250点/月）		
C162 在宅経管栄養法用栄養管セット加算（2,000点/月）	特定保健医療材料料	C162 在宅経管栄養法用栄養管セット加算（2,000点/月）
・往診料　・在宅患者訪問診療料　・在宅患者訪問看護指導料 ・在宅患者訪問リハビリテーション指導管理料　・在宅患者訪問薬剤管理指導料 ・在宅患者訪問栄養食事指導料　・精神科訪問看護指導料		
在宅時医学総合管理料 ※在宅時医学総合管理料が算定されている月において、寝たきり患者処置指導管理料は所定点数に含まれ、別に算定できない。		

在宅療養中の小児患者に対する指導管理料として、C105-2 在宅小児経管栄養法指導管理料（1,050点/月）があります。

胃ろう患者さんの療養病棟入院基本料は？

療養病棟の入院基本料は、医療区分とADL区分によって変わってきます。

胃ろう患者さんは、通常は医療区分１、発熱又は嘔吐を伴う場合や、喀痰吸引が１日８回以上の場合のみ、医療区分２となります。医療必要度は経静脈栄養ほど高くないとはいえ、経腸栄養も医療行為であり、基本的に医師・看護師の行為となっているため、療養病院としては、見直しを望んでいます。

▼療養病棟入院基本料について

療養病棟入院基本料１

【施設基準】
看護配置：20：１以上（医療区分２・３の患者が８割以上）

	医療区分1	医療区分2	医療区分3
ADL区分3	967点	1,412点	1,810点
ADL区分2	919点	1,384点	1,755点
ADL区分1	814点	1,230点	1,468点

療養病棟入院基本料２

【施設基準】
看護配置：25：１以上

	医療区分1	医療区分2	医療区分3
ADL区分3	902点	1,347点	1,745点
ADL区分2	854点	1,320点	1,691点
ADL区分1	750点	1,165点	1,403点

● 医療区分

医療区分3	【疾患・状態】 ・スモン　・医師および看護師により、常時監視・管理を実施している状態 【医療処置】 ・24時間持続点滴　・中心静脈栄養　・人工呼吸器使用　・ドレーン法　・胸腹腔洗浄 ・発熱を伴う場合の気管切開、気管内挿管　・感染隔離室における管理 ・酸素療法（酸素を必要とする状態かを毎月確認）
医療区分2	【疾患・状態】 ・筋ジストロフィー　・多発性硬化症　・筋萎縮性側索硬化症　・パーキンソン病関連疾患 ・その他の難病（スモンを除く）　・脊髄損傷（頸髄損傷）　・慢性閉塞性肺疾患（COPD） ・疼痛コントロールが必要な悪性腫瘍　・肺炎　・尿路感染症 ・リハビリテーションが必要な疾患が発症してから30日以内　・脱水かつ発熱を伴う状態 ・体内出血　・頻回の嘔吐かつ発熱を伴う状態　・褥瘡　・末梢循環障害による下肢末端開放創 ・せん妄　・うつ状態　・暴行が毎日みられる状態（原因・治療方針を医師を含め検討） 【医療処置】 ・透析　・発熱または嘔吐を伴う場合の経腸栄養　・喀痰吸引（１日８回以上） ・気管切開・気管内挿管のケア　・頻回の血糖検査　・創傷（皮膚腫瘍・手術創・創傷処置）
医療区分1	医療区分2・3に該当しない者

● ADL区分

ADL区分1	11点未満
ADL区分2	11点以上〜23点未満
ADL区分3	23点以上

当日を含む過去３日間の全勤務帯における患者に対する支援のレベルについて、右記の４項目に０〜６の範囲で最も近いものを記入し、合計する。

新入院（転棟）の場合は、入院（転棟）後の状態について評価する。

（0.自立　1.準備のみ　2.観察　3.部分的援助　4.広範な援助　5.最大の援助　6.全面依存）

項目	支援のレベル
a ベッド上の可動性	
b 移乗	
c 食事	
d トイレの使用	
（合計点）	

胃ろう患者・家族を支えるネットワーク、技術・情報関連のホームページは？

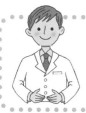 入院して胃ろうを造設したあと、自宅に帰る患者さんや病院・施設で療養生活を送る患者さん——すべての胃ろう患者さんやご家族を支えるネットワークがあります。

胃ろう患者・家族を支えるネットワーク・団体と、胃ろうの技術・情報を得られるホームページ

下記に示すとおり、胃ろうに関する研究会・団体やネットワークが全国各地で活動しており、全国40万人ともいわれる胃ろう患者さんとご家族のQOL向上を目指しています。

なお、PEGカテーテルを販売する企業や栄養剤を販売する企業のホームページも、胃ろう情報の宝庫です。

- NPO法人PDN (Patient Doctors Network)　https://www.peg.or.jp
- PEG・在宅医療学会 (HEQ：Home health care, Endoscopic therapy and Quality of life)　http://www.heq.jp
- 日本PTEG研究会　https://www.pteg.jp
- 日本静脈経腸栄養学会　https://www.jspen.or.jp
- 日本在宅栄養管理学会　https://www.houeiken.jp
- 静脈経腸栄養管理指導者協議会　http://www.penleaders.org
- 日本服薬支援研究会　http://fukuyakushien.umin.jp
- 日本摂食嚥下リハビリテーション学会　https://www.jsdr.or.jp
- 日本口腔ケア学会　https://www.oralcare-jp.org
- 日本呼吸ケア・リハビリテーション学会　http://www.jsrcr.jp

北海道：北海道胃瘻研究会 (2003)　https://h-peg.jp
東　北：東北PEG研究会／福島県PEGと栄養経腸と在宅医療フォーラム (2011)
甲信越：山梨胃ろう研究会 (2004)／長野県胃ろう研究会 (2004)
北　陸：北陸PEG・在宅栄養研究会 (1990)
北関東：茨城県PEG・PTEG研究会
首都圏：NPO法人多摩胃ろう・摂食えん下ネットワーク (2006)
　　　　https://www.tama-irount.com
東　海：中部PEG研究会 (2001)
滋　賀：滋賀PEGケアネットワーク (2004)

大　阪：関西PEG・栄養とリハビリ研究会 (1995)
兵　庫：西幡地区PEGと臨床栄養を考える会 (2004)
中　国：岡山PEG・栄養研究会 (2005) ／広島胃瘻と経腸栄養療法研究会 (広島ページェント：2005)
九　州：福岡PEG・半固形化栄養法研究会 (旧福岡PEG研究会：2005) ／大分PEG・経腸栄養研究会
　　　　／PEGケアカンファレンス熊本 (2002) ／鹿児島PEG研究会 (2004) ／九州PEGサミット
沖　縄：沖縄県胃瘻研究会

ナースの星Q&Aオンライン　https://www.nurse-star.jp

滋賀PEGケアネットワーク立ち上げの裏話

　近年は全国各地で胃ろうに関する研究会などが行われています。私たちの住む滋賀県でも2004年に「滋賀PEGケアネットワーク」が設立されました。もともと、講演会などを行うことを主体とするものではなく、「胃ろう患者さんが、滋賀県内ならどこの医療機関にかかっても同じレベルのケアを受けられる」体制を作るべく、有志が集いました。そのため、会の名称も「研究会」ではなく「ネットワーク」としたわけです。滋賀県内の各基幹病院がそれぞれの医療圏の中心となり、各医療機関が県内共通のケアを実施したり情報を共有できるシステムの構築を目指して、ひたすら奮闘していました。しかし、小さな県であっても協力を得られない地域があったり、リーダーとなるべくスキルアップを果たした方が第一線を退かれるといったこともあり、実現するのは容易ではありませんでした。滋賀PEGケアネットワークは、本書執筆中の現在も講演会の開催だけでなく、実技講習なども行いながら、県内の胃ろうケアレベルの全体的な底上げ、高いレベルでの均質性確保を図る活動を推し進めています。
〈白塚内科クリニック　白塚泉〉

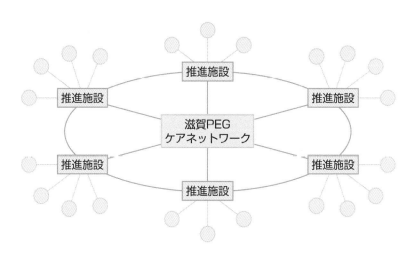

column

縦の糸はPEG（緩和内視鏡治療）、横の糸は栄養とリハビリ

● 私とPEG

　私自身は、消化器内視鏡医として多くの内視鏡検査を行い、内視鏡学を極めてきました。また、診断のみならず、内視鏡治療にも興味を持ち、多くの病変に挑みました。そして1990年頃からは、悪性腫瘍をはじめとする完治不能な病変・病態に対する消化管ステントとPEG（経皮内視鏡的胃ろう造設術）にやりがいを強く感じ、「緩和内視鏡治療」として、後輩への教育や市民への啓発にも一層力を入れてきました。

　PEG導入当初は、経口摂取が難しくなってきた方に早い段階でPEGを施行し、栄養面から難治性の褥瘡の改善に貢献して、患者さんやご家族に喜んでいただくことができました。

　延々と続く経鼻胃管による栄養管理の苦痛ゆえに自己抜去を繰り返し、手足の拘束を受けていた患者さんへのPEGは、苦痛からの解放をもたらし、回復したご本人から手を握られて感謝されたこともありました。

　腹膜播種でイレウス管が挿入されている患者さんへのPEGでは、患者さんの苦痛を取り除いて大いに感謝され、患者さんとビールで乾杯したこともありました。

　いずれも、個々の患者さんへの適応を考え、目的を持ってPEGを行ってきました。

● PEGバッシングを越えて

　ところが、2003年にDPC（包括医療費支払制度）が導入された頃からでしょうか、私の手がけてきたPEGは、患者さんやご家族のQOL改善目的ではなく、早期退院・早期転院のためのものへと変貌していきました。ご存知のように2011年頃からは「人工的水分・栄養補給法は延命治療」だとまでいわれるようになり、PEGはその代表格とされてきました。このような"PEGバッシング"ともいうべき状況は本当に残念でなりません……。

　ただ、出逢いというのは素晴らしいものです。PEGが栄養と出逢い、リハビリと出逢いました。縦の糸がPEG（緩和内視鏡治療）、横の糸が栄養とリハビリ。読者の皆さんの今後の活動（織りなす布）が、必ずや患者さんとご家族のQOL向上につながるものと確信しています。

〈初代・滋賀PEGケアネットワーク代表世話人　故 小山茂樹〉

引用・参考文献

●蟹江治郎『胃瘻PEG合併症の看護と固形化栄養の実践』日総研, 2004

●西山順博：PEG地域連携パス 使用の手引き；大津市医師会誌 Vol.31, No.11, pp.18-24, 2008

●藤島一郎、倉田なおみ『内服薬 経管投与ハンドブック－簡易懸濁法可能薬品一覧－ 第3版』じほう, 2015

●小山茂樹、西山順博『胃ろう (PEG) ケア はじめの一歩』秀和システム, 2010

●小山茂樹、西山順博『PEGアセスメントハンドブック－胃瘻評価から対処法まで－』株式会社メディコン, 2012

●山田圭子、伊藤明彦、西山順博『PEGスキンケアポケットブック』Medtronic, 2012

●西山順博：QOLを高める在宅栄養管理 特集：Quality of Lifeを高める栄養管理；静脈経腸栄養 Vol.29, No.3, 2014

●西山順博：最後まで食べるための在宅NST 特集：地域の「食」を支える取り組み；静脈経腸栄養 Vol.30, No.5, 2015

●西山順博、他：胃瘻を利用した食支援 特集：終末期の摂食嚥下リハビリテーション-看取りを見据えたアプローチ-；
Monthly Book MEDICAL REHABILITATION No.186, 全日本病院出版, 2015

●井上登太『5分以内で助けよう！ 誤嚥＋窒息時のアプローチ』gene, 2017

●馬場尊、才藤栄一：摂食・嚥下障害の診断と評価；日独医報 Vol.46, No.1, pp.17-25, 2001

●大津市医師会
https://www.otsu.shiga.med.or.jp

●おうみ在宅療養連携シート 理念「こころの平安」
https://www.otsu.shiga.med.or.jp/kokoro_no_heian/

●京滋 摂食嚥下を考える会
https://keiji-enge.wixsite.com/ksgd

●サイ五郎さんちの人生会議
https://www.saigorosanchi.com

参考資料：PEG製品情報一覧

企業	製品名	情報I
ボストン・サイエンティフィックジャパン株式会社	エンドビブ セルジンガーPEGキット ENFit	20/24Fr 1.5/2.0/2.5/3.0/3.5/4.0/4.5/5.0/5.5
ボストン・サイエンティフィックジャパン株式会社	エンドビブ セルジンガーPEGキット ENFit（胃壁固定具付）	20/24Fr 1.5/2.0/2.5/3.0/3.5/4.0/4.5/5.0/5.5
ボストン・サイエンティフィックジャパン株式会社	エンドビブPEGキット ENFit Pull	20Fr
ボストン・サイエンティフィックジャパン株式会社	ワンステップボタン ENFit Pull法	18/24Fr 1.7/2.4/3.4/4.4cm
ボストン・サイエンティフィックジャパン株式会社	ワンステップボタン ENFit Push/Guidewire法	24Fr 1.7/2.4/3.4/4.4cm
ボストン・サイエンティフィックジャパン株式会社	セーフティペグキット ENFit Pull	20/24Fr
ボストン・サイエンティフィックジャパン株式会社	セーフティペグキット ENFit Push/Guidewire	20Fr
ボストン・サイエンティフィックジャパン株式会社	エンドビブ ボタンII ENFit	16/20/24Fr 1.5/2.0/2.5/3.0/3.5/4.0/4.5/5.0/5.5
ボストン・サイエンティフィックジャパン株式会社	エンドビブバンパーGチューブ ENFit	20Fr
ボストン・サイエンティフィックジャパン株式会社	ボタン ENFit	18/24/28Fr 1.7/2.4/2.8/3.4/4.3/4.4cm
ボストン・サイエンティフィックジャパン株式会社	セキュリティー ENFit	15/20/24Fr
ボストン・サイエンティフィックジャパン株式会社	エンドビブ バルーンGチューブ ENFit ストレート	12/14/16/18/20/22/24Fr
ボストン・サイエンティフィックジャパン株式会社	エンドビブ バルーンGチューブ ENFit アングル	14/16/18/20/22/24Fr
ボストン・サイエンティフィックジャパン株式会社	MIC-KEYバルーンボタン ENFit	12/14/16/18/20/24Fr シャフト長0.8/1.0/1.2/1.5/1.7/2.0/2.3/2.5/2.7/3.0/3.5/4.0/4.
ボストン・サイエンティフィックジャパン株式会社	エンドビブ 胃壁固定具	針20G/80mm 糸250cm（収納）
ボストン・サイエンティフィックジャパン株式会社	イージータイ	針17G/100mm
ニプロ株式会社	GB胃瘻バルーンカテーテル	12/14/16/18/20/22/24Fr×255mm
ニプロ株式会社	GB胃瘻バルーンカテーテルセット	12/14/16/18/20/22/24Fr×255mm
ニプロ株式会社	GB胃瘻バルーンカテーテルボタン	12/14/16/18/20/22/24Fr 8/10/12/14/17/20/24/27/30/34/39/44/50mm
ニプロ株式会社	GB胃瘻バルーンカテーテルボタンセット	14/16/20/24Fr 12/17/24/34/44mm
ニプロ株式会社	GB胃瘻バルーンカテーテル（スモールボタン）	12/14/16/18/20/24Fr 8/10/12/15/17/20/25/27/30/35/40/45mm
ニプロ株式会社	GB胃瘻バルーンカテーテル（ラージボア）	14/16/18/20/22/24Fr 17/20/24/30/34/39/44/50/mm
ニプロ株式会社	GBジェジュナルチューブ 腸内長430mmタイプ	16/18/20/24Fr ボールタイプ
ニプロ株式会社	GBジェジュナルチューブ 腸内長600mmタイプ	16/18/20/24Fr ボールタイプ
ニプロ株式会社	GBジェジュナルチューブ 腸内長430mmタイプ	16/18/20/24Fr 把持糸タイプ
ニプロ株式会社	GBジェジュナルチューブ 腸内長600mmタイプ	16/18/20/24Fr 把持糸タイプ
ニプロ株式会社	GBジェジュナルボタン 腸内長200mmタイプ	14/16Fr 17/20/24/27/30/34mm
ニプロ株式会社	GBジェジュナルボタン 腸内長430mmタイプ	14/16/18/20/24Fr 17/20/24/27/30/34/39/44r
ニプロ株式会社	GBジェジュナルボタン 腸内長600mmタイプ	16/18/20/24Fr 20/24/27/30/34/39/44mm
カーディナルヘルス株式会社	カンガルーセルジンガーPEGキット	20/24Fr 1.5/2.0/2.5/3.0/3.5/4.0/4.5/5.0/5.5
カーディナルヘルス株式会社	カンガルーセルジンガーPEGキット（胃壁固定具付）	20/24Fr 1.5/2.0/2.5/3.0/3.5/4.0/4.5/5.0/5.5
カーディナルヘルス株式会社	STEP1造設準備キット	
カーディナルヘルス株式会社	カンガルーPEGキット（セイフティチューブ付）	20Fr
カーディナルヘルス株式会社	胃壁固定具S	
カーディナルヘルス株式会社	カンガルーボタンII	16/20/24Fr 1.5/2.0/2.5/3.0/3.5/4.0/4.5/5.0/5.5
カーディナルヘルス株式会社	カンガルー バンパー G-チューブ	20Fr チューブ型
カーディナルヘルス株式会社	カンガルーボタンII用投与セット 持続投与セット	60cm
カーディナルヘルス株式会社	カンガルーボタンII用投与セット ボーラス投与セット	30cm
カーディナルヘルス株式会社	カンガルーボタンII用投与セット ショートタイプ	15cm
カーディナルヘルス株式会社	カンガルーバンパー G-チューブ	20Fr チューブ型
カーディナルヘルス株式会社	胃瘻バルーンカテーテル（ジェジュナル）腸内長600mm	20Fr 830mm 先端把持糸
カーディナルヘルス株式会社	胃瘻バルーンカテーテル	12/14/16/20/24Fr シャフト長10/15/20/25/30/35/40/45mm
カーディナルヘルス株式会社	胃瘻バルーンカテーテル	12/14/16/18/20/22/24Fr チューブ型
カーディナルヘルス株式会社	胃瘻バルーンカテーテルI	12/14/16/18/20/22/24Fr チューブ型
富士システムズ株式会社	GB胃瘻バルーンボタン	12/14/16/18/20/22/24Fr 8/10/12/14/17/20/24/27/30/34/39/44/50mm
富士システムズ株式会社	GB胃瘻バルーンボタン セット	14/16/18/20/24Fr 12/17/24/34/44mm
富士システムズ株式会社	GB胃瘻バルーンチューブ Mタイプ	12/14/16/18/20/22/24Fr
富士システムズ株式会社	GB胃瘻バルーンチューブI Mタイプ	12/14/16/18/20/22/24Fr
富士システムズ株式会社	GB胃瘻バルーンチューブ Lタイプ	10/20/22/24Fr
富士システムズ株式会社	GB胃瘻バルーンチューブI Lタイプ	18/20/22/24Fr

情報Ⅱ	内包数	品目Ⅰ	品目Ⅱ	備考（医療報酬の材料価格表での分類ほか）
	1	造設	ボタン・バンパー	Introducer変法
	1	造設	ボタン・バンパー	Introducer変法
オーバーチューブタイプ	2	造設	チューブ・バンパー	Pull法
	1	造設	ボタン・バンパー	Pull法
	1	造設	ボタン・バンパー	Push法
	2	造設	チューブ・バンパー	Pull法
	2	造設	チューブ・バンパー	Push法
	1	交換	ボタン・バンパー	037 交換用胃瘻カテーテル　（1）胃留置型　①バンパー型　ア　ガイドワイヤーあり
	1	交換	チューブ・バンパー	037 交換用胃瘻カテーテル　（1）胃留置型　①バンパー型　ア　ガイドワイヤーあり
	1	交換	ボタン・バンパー	037 交換用胃瘻カテーテル　（1）胃留置型　①バンパー型　イ　ガイドワイヤーなし
	2	交換	チューブ・バンパー	037 交換用胃瘻カテーテル　（1）胃留置型　①バンパー型　イ　ガイドワイヤーなし
5/20mL	5	交換	チューブ・バルーン	037 交換用胃瘻カテーテル　（1）胃留置型　②バルーン型
5/20mL	5	交換	チューブ・バルーン	037 交換用胃瘻カテーテル　（1）胃留置型　②バルーン型
	1	交換	ボタン・バルーン	037 交換用胃瘻カテーテル　（1）胃留置型　②バルーン型
	1	その他	胃壁固定具	
	1	その他	胃壁固定具	
3/4/5/10mL	1	交換	チューブ・バルーン	037 交換用胃瘻カテーテル　（1）胃留置型　②バルーン型
3/4/5/10mL	1	交換	チューブ・バルーン	037 交換用胃瘻カテーテル　（1）胃留置型　②バルーン型
3/4/5/10mL	1	交換	ボタン・バルーン	037 交換用胃瘻カテーテル　（1）胃留置型　②バルーン型
4/5/10mL	1	交換	ボタン・バルーン	037 交換用胃瘻カテーテル　（1）胃留置型　②バルーン型
3/4/5/10mL	1	交換	ボタン・バルーン	037 交換用胃瘻カテーテル　（1）胃留置型　②バルーン型
4/5/10mL	1	交換	ボタン・バルーン	037 交換用胃瘻カテーテル　（1）胃留置型　②バルーン型
5/10mL	1	交換（小腸）	Jチューブ	037 交換用胃瘻カテーテル　（2）小腸留置型
5/10mL	1	交換（小腸）	Jチューブ	037 交換用胃瘻カテーテル　（2）小腸留置型
5/10mL	1	交換（小腸）	Jチューブ	037 交換用胃瘻カテーテル　（2）小腸留置型
5/10mL	1	交換（小腸）	Jチューブ	037 交換用胃瘻カテーテル　（2）小腸留置型
4/5mL	1	交換	ボタン・バルーン	037 交換用胃瘻カテーテル　（1）胃留置型　②バルーン型
5/10mL	1	交換	ボタン・バルーン	037 交換用胃瘻カテーテル　（1）胃留置型　②バルーン型
5/10mL	1	交換	ボタン・バルーン	037 交換用胃瘻カテーテル　（1）胃留置型　②バルーン型
	1	造設	ボタン・バンパー	Introducer変法
	1	造設	ボタン・バンパー	Introducer変法
	1	造設	造設キットのみ	Introducer変法
2キット/箱	2	造設	チューブ・バンパー	Pull法
	1	その他	胃壁固定具	
	1	交換	ボタン・バンパー	037 交換用胃瘻カテーテル　（1）胃留置型　①バンパー型　ア　ガイドワイヤーあり
	1	交換	ボタン・バンパー	037 交換用胃瘻カテーテル　（1）胃留置型　①バンパー型　ア　ガイドワイヤーあり
	5	その他	接続チューブ	
	5	その他	接続チューブ	
	5	その他	接続チューブ	
	1	交換	ボタン・バンパー	037 交換用胃瘻カテーテル　（1）胃留置型　①バンパー型　ア　ガイドワイヤーあり
バルーン10mL	1	交換（小腸）	Jチューブ	037 交換用胃瘻カテーテル　（2）小腸留置型
3/4/5/10mL	1	交換	ボタン・バルーン	037 交換用胃瘻カテーテル　（1）胃留置型　②バルーン型
3/4/5/10mL	1	交換	チューブ・バルーン	037 交換用胃瘻カテーテル　（1）胃留置型　②バルーン型
3/4/5/10mL	1	交換	チューブ・バルーン	037 交換用胃瘻カテーテル　（1）胃留置型　②バルーン型
3/4/5/10mL	1	交換	ボタン・バルーン	037 交換用胃瘻カテーテル　（1）胃留置型　②バルーン型
4/5/10mL	1	交換	ボタン・バルーン	037 交換用胃瘻カテーテル　（1）胃留置型　②バルーン型
3/4/5/10mL	1	交換	チューブ・バルーン	037 交換用胃瘻カテーテル　（1）胃留置型　②バルーン型
3/4/5/10mL	1	交換	チューブ・バルーン	037 交換用胃瘻カテーテル　（1）胃留置型　②バルーン型
10mL	1	交換	チューブ・バルーン	037 交換用胃瘻カテーテル　（1）胃留置型　②バルーン型
10mL	1	交換	チューブ・バルーン	037 交換用胃瘻カテーテル　（1）胃留置型　②バルーン型

企業	製品名	情報I
富士システムズ株式会社	GB胃瘻バルーン　セット Mタイプ	12/14/16/18/20/22/24Fr
富士システムズ株式会社	GB胃瘻バルーン　セット Lタイプ	18/20/22/24Fr
富士システムズ株式会社	GB胃瘻バルーンI　セット Mタイプ	12/14/16/18/20/22/24Fr
富士システムズ株式会社	GB胃瘻バルーンI　セット Lタイプ	18/20/22/24Fr
富士システムズ株式会社	GB胃瘻バルーンボタン　スモール	12/14/16/18/20/24Fr シャフト長8/10/12/15/17/20/25/30/35/40/45
富士システムズ株式会社	GB胃瘻バルーンボタン（ラージボア）	14/16/18/20/22/24Fr 17/20/24/30/34/39/44/50/mm
富士システムズ株式会社	GB胃瘻バルーンボタン（ラージボアI）	14/16/18/20/22/24Fr 17/20/24/30/34/39/44/50/mm
富士システムズ株式会社	GB胃瘻バルーン（フォールディングタイプ）	14/16/20/24Fr
富士システムズ株式会社	GBジェジュナルボタン　腸内長200mmタイプ	14/16Fr　17/20/24/27/30/34mm
富士システムズ株式会社	GBジェジュナルボタン　腸内長300mmタイプ	14/16/18Fr　17/20/30mm
富士システムズ株式会社	GBジェジュナルボタン　腸内長430mmタイプ	14/16/18/20/24Fr 17/20/24/27/30/34/39/44mm
富士システムズ株式会社	GBジェジュナルボタン　腸内長600mmタイプ	16/18/20/24Fr　20/24/27/30/34/39/44mm
富士システムズ株式会社	GBジェジュナルチューブ　腸内長430mmタイプ	16/18/20/24Fr　ボールタイプ
富士システムズ株式会社	GBジェジュナルチューブ　腸内長430mmタイプ	16/18/20/24Fr　把持糸タイプ
富士システムズ株式会社	GBジェジュナルチューブ　腸内長600mmタイプ	16/18/20/24Fr　ボールタイプ
富士システムズ株式会社	GBジェジュナルチューブ　腸内長600mmタイプ	16/18/20/24Fr　把持糸タイプ
富士システムズ株式会社	GBジェジュナルチューブ　腸内長1200mmタイプ	18/20/24Fr　バルンタイプ　先端25mL
クリエートメディック株式会社	ジェイフィード　ペグロック	14/16/18/20Fr　10/15/17/20/25/30/35/40
クリエートメディック株式会社	ジェイフィード　バグロック	20/24Fr　20/25/30/35/40/45mm
クリエートメディック株式会社	胃壁固定具	20G
クリエートメディック株式会社	胃壁固定具II	20G
クリエートメディック株式会社	経皮的瘻用カテーテルキット（クリニー鮒田式胃壁固定具II付）	11/13/15Fr
クリエートメディック株式会社	イントリーフPEGキット（クリニー鮒田式胃壁固定具II付）	20Fr　造設用キット
クリエートメディック株式会社	経皮腹壁的PEGキット（クリニー鮒田式胃壁固定具II付）	20Fr　176mm　造設用キット
クリエートメディック株式会社	フェイシルPEGキット（クリニー鮒田式胃壁固定具II付）	20Fr　L-15/20/25/30/35/40/45/50
クリエートメディック株式会社	胃瘻交換用カテーテル（クリニースタンダードタイプ）	12/14/16/18/20/22/24Fr　225mm
クリエートメディック株式会社	胃瘻交換用カテーテル（クリニー偏平バルーンタイプ）	12/14/16/18/20/22/24Fr　225mm
クリエートメディック株式会社	胃瘻交換用カテ（クリニーコンパクトタイプ）	14/16/18/20/22/24Fr　150mm
クリエートメディック株式会社	胃瘻交換用カテーテル（クリニーゼロフラット）	12/14/16/18/20/22/24Fr　225mm
クリエートメディック株式会社	胃瘻交換用カテーテル（リークブロックカテーテル）	12/14/16/18/20/22/24Fr　225mm
クリエートメディック株式会社	胃瘻クリニカルキット（クリニークリニカルキット）	14/16/18/20/22/24Fr　225mm
クリエートメディック株式会社	胃瘻クリニカルキット（クリニーフラットカテーテルGW付）	12/14/16/18/20/22/24Fr　225mm
クリエートメディック株式会社	バルーンボタン ガイドワイヤーセット（クリニーバルーンボタン）	14/16/18/20/22/24Fr　L-20/25/30/35/40/45
クリエートメディック株式会社	経皮腹壁的PEGキット（クリニー交換用バンパーカテーテルGWセット）	18/20/24Fr
クリエートメディック株式会社	PEG-Jカテーテル（先導子タイプ 親水性ガイドワイヤーセット）	16/18/20/22/24Fr　L-400/600
クリエートメディック株式会社	PEG-Jカテーテル（先端造影タイプ親水性ガイドワイヤーセット）	16/18/20/22/24Fr　L-400/600
クリエートメディック株式会社	胃瘻ボタン（クリニー胃瘻ボタン）	20/22/24Fr　L-20/25/30/35/40/45
クリエートメディック株式会社	フェイシルボタン	20Fr　L-15/20/25/30/35/40/45/50
クリエートメディック株式会社	PEG-Jカテーテル（クリニー腸用カテーテル）	14Fr　800mm　バルーン5mL
クリエートメディック株式会社	PEG-Jカテーテル（クリニー腸用カテーテル ガイドワイヤーセット）	14Fr　800mm　バルーン5mL　ガイドワイヤー
クリエートメディック株式会社	バルーンボタン ガイドワイヤーセット（接続チューブ）	ボーラス投与タイプ
クリエートメディック株式会社	バルーンボタン ガイドワイヤーセット（接続チューブ）	持続投与タイプ
クリエートメディック株式会社	バルーンボタン ガイドワイヤーセット（接続チューブ）	ボーラスショートタイプ
クリエートメディック株式会社	胃瘻ボタン（接続チューブ）	たて型／よこ型
クリエートメディック株式会社	ペグポケット	S/M/L
SBカワスミ株式会社	イディアルシースPEGキット（胃壁固定具なし）	24Fr　2.0/2.5/3.0/3.5/4.0/4.5/5.0/5.5cm
SBカワスミ株式会社	イディアルPEGキット（胃壁固定具なし）	24Fr　2.0/2.5/3.0/3.5/4.0/4.5/5.0cm
SBカワスミ株式会社	イディアルリフティング	
SBカワスミ株式会社	2ショットアンカー	
SBカワスミ株式会社	イディアルボタン	24Fr　2.0/2.5/3.0/3.5/4.0/4.5/5.0/5.5cm
SBカワスミ株式会社	イディアルボタン（20Fr用）	20Fr　2.0/2.5/3.0/3.5/4.0/4.5cm
SBカワスミ株式会社	イディアルバルーンカテーテル	12/14/16/18/20/22/24Fr
SBカワスミ株式会社	栄養用接続チューブ	20/24Fr　10/30/60cm

情報Ⅱ	内包数	品目Ⅰ	品目Ⅱ	備考（医療報酬の材料価格表での分類ほか）
3/4/5/10ml	1	交換	チューブ・バルーン	037 交換用胃瘻カテーテル　（1）胃留置型　②バルーン型
10mL	1	交換	チューブ・バルーン	037 交換用胃瘻カテーテル　（1）胃留置型　②バルーン型
3/4/5/10mL	1	交換	チューブ・バルーン	037 交換用胃瘻カテーテル　（1）胃留置型　②バルーン型
10mL	1	交換	チューブ・バルーン	037 交換用胃瘻カテーテル　（1）胃留置型　②バルーン型
3/4/5/10mL	1	交換	ボタン・バルーン	037 交換用胃瘻カテーテル　（1）胃留置型　②バルーン型
4/5/10mL	1	交換	ボタン・バルーン	037 交換用胃瘻カテーテル　（1）胃留置型　②バルーン型
4/5/10mL	1	交換	ボタン・バルーン	037 交換用胃瘻カテーテル　（1）胃留置型　②バルーン型
4/5/10mL				
4/5mL	1	交換（小腸）	Jチューブ	037 交換用胃瘻カテーテル　（2）小腸留置型
4/5/10mL	1	交換（小腸）	Jチューブ	037 交換用胃瘻カテーテル　（2）小腸留置型
4/5/10mL	1	交換（小腸）	Jチューブ	037 交換用胃瘻カテーテル　（2）小腸留置型
5/10mL	1	交換（小腸）	Jチューブ	037 交換用胃瘻カテーテル　（2）小腸留置型
5/10mL	1	交換（小腸）	Jチューブ	037 交換用胃瘻カテーテル　（2）小腸留置型
5/10mL	1	交換（小腸）	Jチューブ	037 交換用胃瘻カテーテル　（2）小腸留置型
5/10mL	1	交換（小腸）	Jチューブ	037 交換用胃瘻カテーテル　（2）小腸留置型
5/10mL	1	交換（小腸）	Jチューブ	037 交換用胃瘻カテーテル　（2）小腸留置型
10mL	1	交換（小腸）	Jチューブ	037 交換用胃瘻カテーテル　（2）小腸留置型
5mL	1	交換	ボタン・バルーン	037 交換用胃瘻カテーテル　（1）胃留置型　②バルーン型
20mL	1	交換	ボタン・バルーン	037 交換用胃瘻カテーテル　（1）胃留置型　②バルーン型
	1	その他	胃壁固定具	
	1	その他	胃壁固定具	
3/4/5mL	1	造設	チューブ・バルーン	Introducer原法
	1	造設	チューブ・バルーン	Introducer原法
	1	造設	チューブ・バンパー	Introducer変法
	1	造設	ボタン・バンパー	Introducer変法
5/10mL	1	交換	チューブ・バルーン	037 交換用胃瘻カテーテル　（1）胃留置型　②バルーン型
2/3/5mL	1	交換	チューブ・バルーン	037 交換用胃瘻カテーテル　（1）胃留置型　②バルーン型
3/5mL	1	交換	チューブ・バルーン	037 交換用胃瘻カテーテル　（1）胃留置型　②バルーン型
3/5mL	1	交換	チューブ・バルーン	037 交換用胃瘻カテーテル　（1）胃留置型　②バルーン型
5/10mL	1	交換	チューブ・バルーン	037 交換用胃瘻カテーテル　（1）胃留置型　②バルーン型
10/15/20mL	1	交換	チューブ・バルーン	037 交換用胃瘻カテーテル　（1）胃留置型　②バルーン型
10/15/20mL	1	交換	チューブ・バルーン	037 交換用胃瘻カテーテル　（1）胃留置型　②バルーン型
5/10/mL	1	交換	ボタン・バルーン	037 交換用胃瘻カテーテル　（1）胃留置型　②バルーン型
	1	交換	チューブ・バンパー	037 交換用胃瘻カテーテル　（1）胃留置型　①バンパー型　ア　ガイドワイヤーあり
	1	交換（小腸）	Jチューブ	037 交換用胃瘻カテーテル　（2）小腸留置型
	1	交換（小腸）	Jチューブ	037 交換用胃瘻カテーテル　（2）小腸留置型
	1	交換	ボタン・バンパー	037 交換用胃瘻カテーテル　（1）胃留置型　①バンパー型　イ　ガイドワイヤーなし
	1	交換	ボタン・バンパー	037 交換用胃瘻カテーテル　（1）胃留置型　①バンパー型　イ　ガイドワイヤーなし
	1	交換（小腸）	Jチューブ	037 交換用胃瘻カテーテル　（2）小腸留置型
	1	交換（小腸）	Jチューブ	037 交換用胃瘻カテーテル　（2）小腸留置型
	1	その他		
	1	その他		
	1	その他		
	1	その他		
	1	その他		
	1	造設	ボタン・バンパー	Introducer変法
	1	造設	ボタン・バンパー	Introducer変法
	1	その他	胃壁固定具	
	1	その他	胃壁固定具	
	1	交換	ボタン・バンパー	037 交換用胃瘻カテーテル　（1）胃留置型　①バンパー型　ア　ガイドワイヤーあり
	1	交換	ボタン・バンパー	037 交換用胃瘻カテーテル　（1）胃留置型　①バンパー型　ア　ガイドワイヤーあり
	1	交換	チューブ・バルーン	037 交換用胃瘻カテーテル　（1）胃留置型　②バルーン型
	1	その他	接続チューブ	

企業	製品名	情報I
SBカワスミ株式会社	PTEG造設キット	
SBカワスミ株式会社	PTEG留置カテーテル 減圧用チューブタイプ	12Fr×115cm バルーン付
SBカワスミ株式会社	PTEG留置カテーテル 減圧用チューブタイプ	15Fr×90cm
SBカワスミ株式会社	PTEG留置カテーテル ボタンタイプ	15Fr×30/45cm
SBカワスミ株式会社	PTEG留置カテーテル ボタンタイプ	15Fr×30/45/70/90cm
SBカワスミ株式会社	PTEG留置カテーテル 腸管減圧用チューブタイプ	14Fr×300cm バルーン付
SBカワスミ株式会社	PTEG留置カテーテル 栄養用チューブタイプ	15Fr×90cm
アバノス・メディカル・ジャパン・インク	MIC-KEYバルーンボタン	12/14/16/18/20/24Fr シャフト長0.8/1.0/1.2/1.5/1.7/2.0/2.3/2.5/2.7/3.0/3.5/4.0/4
アバノス・メディカル・ジャパン・インク	MICシングルポートGチューブ	12/14/16/18/20/22/24Fr
アバノス・メディカル・ジャパン・インク	MIC-KEYイントロデューサーキット	適応チューブサイズ12/14/16/18/20Fr
アバノス・メディカル・ジャパン・インク	PEG-Jイントロデューサーキット	適応チューブサイズ16/18Fr
アバノス・メディカル・ジャパン・インク	ガストロペクシー	
アバノス・メディカル・ジャパン・インク	MIC直角接続チューブ	チューブ長30/60cm
アバノス・メディカル・ジャパン・インク	MICボーラスストレート接続チューブ	チューブ長30/60cm
アバノス・メディカル・ジャパン・インク	MICボーラス直角接続チューブ	チューブ長30/60cm
アバノス・メディカル・ジャパン・インク	MIC延長チューブ	チューブ長15/30cm
アバノス・メディカル・ジャパン・インク	MICストーマメジャリングデバイス	バルーン標準容量5ml
アバノス・メディカル・ジャパン・インク	MIC-Gチューブ	14/16/18/20/22/24Fr
アバノス・メディカル・ジャパン・インク	MIC-GJ	16/18/22Fr 有効長15/22/30/45cm
アバノス・メディカル・ジャパン・インク	MICガスト・ロエンテリックチューブ	16/18/20/22/24Fr 有効長57.9cm
アバノス・メディカル・ジャパン・インク	MICガスト・ロエンテリックチューブ	16/18Fr 有効長25.4cm
アバノス・メディカル・ジャパン・インク	MICジェジュナルチューブ	12/14/16/18/20/22/24Fr 有効長52cm
アバノス・メディカル・ジャパン・インク	MIC胃瘻造設キットPushタイプ	14/20/24Fr
株式会社トップ	アイボタンRα	16/20/24Fr 2.5/3.0/3.5/4.0/4.5/5.0cm
株式会社トップ	アイボタンRα（GW付）	16/20/24Fr 2.5/3.0/3.5/4.0/4.5/5.0cm
株式会社トップ	ガストロストミーチューブ	20Fr
株式会社トップ	ガストロストミーチューブ	16/20/24Fr
株式会社トップ	ガストロストミーチューブ（GW付）	20Fr
株式会社トップ	ガストロストミーチューブ（GW付）	16/20/24Fr
株式会社トップ	ネオフィードガストロストミーチューブ	12/14/16/18/20/22/24Fr
株式会社トップ	フォールド・ボタン（造設キット）	20/24Fr 3.0/3.5/4.0/4.5/5.0cm
株式会社トップ	フォールドバンパー（造設キット）	20/24Fr
株式会社トップ	スマートアンカー	
株式会社トップ	スマートアンカー	

情報II	内包数	品目I	品目II	備考（医療報酬の材料価格表での分類ほか）
	1	造設		
15mL	1	交換	チューブ・バルーン	167 交換用経皮経食道胃管カテーテル
	1	交換	チューブ	167 交換用経皮経食道胃管カテーテル
ステイレット付	1	交換	チューブ・ボタン	167 交換用経皮経食道胃管カテーテル
	1	交換	チューブ・ボタン	167 交換用経皮経食道胃管カテーテル
20mL	1	交換	チューブ・バルーン	167 交換用経皮経食道胃管カテーテル
	1	交換	チューブ	167 交換用経皮経食道胃管カテーテル
	1	交換	ボタン・バルーン	037 交換用胃瘻カテーテル　（1）胃留置型　②バルーン型
	1	交換	チューブ・バルーン	037 交換用胃瘻カテーテル　（1）胃留置型　②バルーン型
	1	造設	造設キットのみ	Introducer 変法
	1	造設	造設キットのみ	Introducer 変法
	1	その他		
5本/箱	1	その他		
5本/箱	1	その他		
5本/箱	1	その他		
5本/箱	1	その他		
	1	その他		
	1	交換	チューブ・バルーン	037 交換用胃瘻カテーテル　（1）胃留置型　②バルーン型
	1	交換（小腸）	Jチューブ	037 交換用胃瘻カテーテル　（2）小腸留置型
	1	交換（小腸）	Jチューブ	037 交換用胃瘻カテーテル　（2）小腸留置型
	1	交換（小腸）	Jチューブ	037 交換用胃瘻カテーテル　（2）小腸留置型
	1	交換（小腸）	Jチューブ	037 交換用胃瘻カテーテル　（2）小腸留置型
	1	造設	チューブ・バンパー	Push 法
	1	交換	ボタン・バンパー	037 交換用胃瘻カテーテル　（1）胃留置型　①バンパー型　イ　ガイドワイヤーなし
	1	交換	ボタン・バンパー	037 交換用胃瘻カテーテル　（1）胃留置型　①バンパー型　ア　ガイドワイヤーあり
DR	1	交換	チューブ・バンパー	037 交換用胃瘻カテーテル　（1）胃留置型　①バンパー型　イ　ガイドワイヤーなし
DRC/DBC/SRC/SBC	1	交換	チューブ・バンパー	037 交換用胃瘻カテーテル　（1）胃留置型　①バンパー型　イ　ガイドワイヤーなし
DR	1	交換	チューブ・バンパー	037 交換用胃瘻カテーテル　（1）胃留置型　①バンパー型　ア　ガイドワイヤーあり
DRC/DBC/SRC/SBC	1	交換	チューブ・バンパー	037 交換用胃瘻カテーテル　（1）胃留置型　①バンパー型　ア　ガイドワイヤーあり
3/4/5/10/20mL	1	交換	チューブ・バルーン	037 交換用胃瘻カテーテル　（1）胃留置型　②バルーン型
	1	造設	ボタン・バンパー	Introducer 変法
	1	造設	チューブ・バンパー	Introducer 変法
3本/箱	1	その他	胃壁固定具	
1本/箱	1	その他	胃壁固定具	

※この表の掲載情報は2023年4月現在のものです。
最新の情報は製造販売元のホームページなどでご確認ください。

PEGカテーテルって、こんなにいっぱいあるんですね！　これなら、患者さんに合ったPEGカテーテルが見つかるはず!!　そして、担当患者さんの使用しているPEGカテーテルの種類、メーカー、サイズ（Fr・cm・ml）はしっかりと記録しておかなくては！

新人ナース

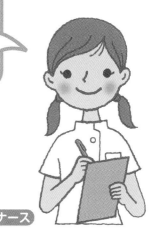

初版刊行によせて

　PEGは1995年以降に全国的に広まってきました。以来、胃ろう造設手技の開発、胃ろう管理方法を中心に、全国の先生方や看護師の皆さまと意見を交わし、その時点で最高と思われる方法を私たちのチームで実践してきました。

　本書は、当チームが長年にわたり培ってきた胃ろうに関する知見・ノウハウを紹介したものであり、現時点での集大成です。胃ろうに関しては全国でもトップレベルだと自負していますが、それでも患者さん中心に各職種が連携をとり合うシステムをようやく本格的に稼働させたところです。

　在宅や各施設で胃ろうを適切に管理していただき、最終目的である経口摂取を実現して胃ろうを抜去する（あるいは経口摂取と胃ろう栄養をうまく併用する）ことで、患者さんとご家族のQOLを高める——そのためのマネジメントの確立と実践が、私たちの課題だと考えます。

　本書は、看護師・看護学生の皆さんはもちろん、医師、介護福祉士、ヘルパー、ケアマネジャー等の医療従事者、さらにはPEG患者さんとご家族、行政の方々、今後医療従事者を目指す若い方たちにも役立てていただけたら、との思いから企画されたものです。

　本書が「家族にとって大切な人」の穏やかな日々の実現に少しでも貢献できれば幸いです。

企画協力　　故 小山 茂樹

滋賀PEGケアネットワーク創設者
元・社会医療法人誠光会 草津総合病院
消化器科・消化器内視鏡センター長 / 副理事長

索引

● アルファベット

【企画協力】
滋賀PEGケアネットワーク　故 小山茂樹

【執筆協力】
石塚内科クリニック　石塚泉
独立行政法人 国立病院機構東近江総合医療センター　伊藤明彦
石塚内科クリニック　奥村有史
社会医療法人誠光会 淡海医療センター　島本和巳、野崎洋美
医療法人西山医院　中村智子
医療法人財団 康生会 武田病院　山田圭子

【Special Thanks to...】
社会医療法人 誠光会 淡海医療センター　中村义泰、布施順子、三上孝子、境佐知子、吉田敦、
　　吉村明浩、枝木栄子、今村しのぶ、東健太郎、田中愛子、中英一、林里紗、川村美圭子、平田友麻
独立行政法人 地域医療機能推進機構 滋賀病院　大原真理子
チーム大津京　矢守友樹、保井洋平
石塚内科クリニック　山脇千佐、石塚哲也、石塚芳江
医療法人 西山医院　小倉幸美、西村由美、塚田洋子、白瀬典子、木谷咲子、中野晃子、清水満里子
米原市地域包括医療福祉センターふくしあ　石黒幸枝
草津市訪問看護ステーション　青根ひかる
セント・パウロ光吉歯科医院　光吉平、村西加寿美
滋賀県立大学　故 小澤惠子
大津市民病院　吉田すみ子、中里珠美、中島泉
滋賀PEGケアネットワーク　世話人の皆さま
京滋摂食嚥下を考える会　世話人の皆さま
チーム大津京の皆さま

【本文キャラクター】
大羽　りゑ

【本文イラスト】
たかはし　かず

【本文・図版】
タナカ　ヒデノリ

●ダウンロードサービスのご案内

本書で紹介した書類等は、以下の URL から PDF としてダウンロードできます。
本書を読み進める際に、併せて利用されることをお勧めします。

https://www.shuwasystem.co.jp/support/7980html/7067.html

【著者紹介】

西山 順博 (にしやま よりひろ)

医療法人西山医院 理事長・院長

近畿大学医学部卒業。公立甲賀病院内科、滋賀医科大学医学部附属病院第2内科、大津市民病院消化器内科を経て、2007年8月より医療法人西山医院

滋賀県医師会 代議員

滋賀県喀痰吸引等研修実施委員会 委員

大津市医師会学術部 部長

大津市医師会PEG地域連携パス小委員会 委員長

大津市医師会在宅療養推進部 副部長

PEG・在宅医療学会 代議員

関西PEG・栄養とリハビリ研究会 世話人

滋賀PEGケアネットワーク 世話人

滋賀県NSTネットワーク 世話人

京滋摂食嚥下を考える会 世話人

チーム大津京 事務局

日本医師会、日本内科学会、日本消化器病学会、日本消化器内視鏡学会、日本静脈経腸栄養学会、PEG・在宅医療学会、日本在宅栄養管理学会、栄養管理指導者協議会 他所属

著書 『胃ろっ (PEG) ケア はじめの 一歩』(2010年7月、秀和システム)、『スーパー総合医 緩和医療・終末期ケア』(長尾和宏専門編集、2017年2月、中山書店刊、「第2章 終末期ケア 終末期における栄養・摂食嚥下」執筆) 他多数

看護の現場ですぐに役立つ
胃ろうケアのキホン
【相互接続防止コネクタ国際規格対応第2版】

発行日　2023年 7月24日　　　　　第1版第1刷

著　者　西山 順博

発行者　斉藤 和邦

発行所　株式会社　秀和システム
　　　　〒135-0016
　　　　東京都江東区東陽2-4-2　新宮ビル2F
　　　　Tel 03-6264-3105 (販売) Fax 03-6264-3094

印刷所　三松堂印刷株式会社　　　　Printed in Japan

ISBN978-4-7980-7067-4 C3047

ナースのための
スキルアップ
ノート

看護の現場ですぐに役立つ
シリーズのご案内

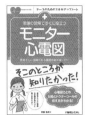

看護の現場ですぐに役立つ
モニター心電図

あなたは分厚い心電図の本を読み、細かい理論やたくさんの心電図の数値を前に、勉強が嫌になったことがありませんか？ 看護の現場では理論よりも実践です。本書は、新人ナースがこれだけは覚えなければならないという心電図の基礎知識をわかりやすく図解で解説した入門書です。心電図は緊急度順に並べられ、すべての心電図に病歴や対処、ドクターコールの具体例、医師が行う治療を記載しているので、看護の現場ですぐに役立ちます。

【著者】 佐藤弘明　　　　　【発行】 2015 年 10 月刊
【定価】 1650 円 (本体 1500 円＋税 10%)
　　　　ISBN　978-4-7980-4297-8

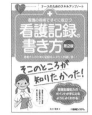

看護の現場ですぐに役立つ
看護記録の書き方[第2版]

看護記録は、患者さんの日々の状態を記録するだけでなく、医療の透明性を確保するのに欠かせません。また、医療訴訟の重要な証拠ともなります。本書は、日々の業務に追われてなかなか学習時間がとれない新人ナース向けに、看護記録の基礎知識と、簡潔で実用性の高い書き方を解説した入門書です。第 2 版では、コロナウイルスの流行により混乱した現場で医療を継続していくために必要な「記録」について、よりわかりやすく改定しました。

【著者】 大口祐矢　　　　　【発行】 2021 年 10 月刊
【定価】 1815 円 (本体 1650 円＋税 10%)
　　　　ISBN　978-4-7980-6516-8

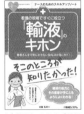

看護の現場ですぐに役立つ
ICU 看護のキホン

あなたは集中治療 (ICU) 看護と聞いて、どんなイメージを持つでしょうか？ ICU への配属経験のないナースは「いつも忙しそう」「覚えることがたくさんあって大変そう」というマイナスイメージを持つようです。本書は、新人ナースや ICU に配属されたばかりのナースのための ICU 看護の基本が手に取るようにわかる入門書です。忙しい人でも知りたいことをすぐにイメージできるように、ポイントを絞って簡潔に記載しています。

【著者】 株式会社レアネットドライブ ナースハッピーライフ編集グループ
【発行】 2016 年 2 月刊　　【定価】 1760 円 (本体 1600 円＋税 10%)
ISBN　978-4-7980-4522-1

看護の現場ですぐに役立つ
「輸液」のキホン

看護師は様々な科で働いていますが、輸液はどの科でも必要とされる重要なスキルです。しかし、教科書を読んでもわかりにくく苦手にしている方も多いのではないでしょうか。本書は、輸液の基礎知識を看護師が知っておかなければならない範囲に絞って簡潔に解説します。「実際の点滴の仕方」「どのような器具が必要なのか」「輸液ポンプ、シリンジポンプの使い方」といった看護師の現場で役立つ実践的な知識が身に付きます。

【著者】 佐藤弘明　　　　　【発行】 2016 年 7 月刊
【定価】 1650 円 (本体 1500 円＋税 10%)
　　　　ISBN　978-4-7980-4296-1

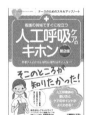

看護の現場ですぐに役立つ
人工呼吸ケアのキホン[第2版]

人工呼吸器は、人命を預かる大切な機械です。しかし、覚えることがたくさんあるので、なんとなく敬遠して、そのまま苦手になっている看護師も多いです。本書は、先輩に聞きにくい新人ナース、いまさら聞きにくかったり、復習しておきたいベテランナースを対象に、人工呼吸器看護に求められる最新の基礎知識を、ポイントを絞って図解で丁寧に解説します。また、訪問看護師と介護家族、非専門医やプライマリケア医にもおすすめします。

【著者】 株式会社レアネットドライブ ナースハッピーライフ編集グループ・長尾和宏 (監)
【発行】 2021 年 3 月刊　　【定価】 1650 円 (本体 1500 円＋税 10%)
ISBN　978-4-7980-6424-6

看護の現場ですぐに役立つ
くすりの基本[第2版]

新人ナースや看護学生から「重要なのはわかっているけど、薬って難しい」「名前を覚えるのは大変」といった声をよく耳にします。本書は、必須の医薬品について、看護の現場で役立つように基礎からわかりやすく解説した入門書です。さらに、「注目すべきハイリスク薬」「高齢者の適切な薬物療法」「入退院時に必要な薬への対応」など実用性の高い知識も学べます。好評だった第 1 版の内容を、最新の情報に基づき大幅に加筆修正しました。

【著者】 中尾隆明　　　　　【発行】 2021 年 8 月刊
【定価】 1760 円 (本体 1600 円＋税 10%)
　　　　ISBN　978-4-7980-6471-0

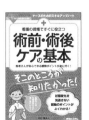

看護の現場ですぐに役立つ
術前・術後ケアの基本

新人看護師にとって術前・術後の看護は、非常に神経を使います。迅速に適切な看護をするには、患者のどこを見て、何を記録するのか、準備するもの、患者の既往や術後の合併症リスクなどの観察ポイントを事前にまとめなければなりません。本書は、新人看護師向けに術前・術後看護における必須の基礎知識をまとめ、効率よく必要な情報を収集し、アセスメントする技能が身に付くスキルアップノートです。患者さんが安心できる看護師になれます！

【著者】 大口祐矢　　　　　【発行】 2016 年 11 月刊
【定価】 1650 円 (本体 1500 円＋税 10%)
　　　　ISBN　978-4-7980-4836-9

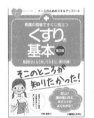

看護の現場ですぐに役立つ
感染症対策のキホン[第2版]

感染症対策の知識は、看護師 (ナース) 自身の身を守るためにも、患者さんの安全な入院生活のためにも必要不可欠です。しかし、忙しい臨床現場では先輩看護師に再確認する場もないでしょう。そこで本書では、看護師のために臨床現場ですぐに役立つ感染症対策の知識をまとめました。基礎知識から、臨床現場でよく見かける感染症、処置に対しての感染症対策、事例、病棟以外の部署での対策などをわかりやすく解説します。

【著者】 大口祐矢　　　　　【発行】 2020 年 9 月刊
【定価】 1760 円 (本体 1600 円＋税 10%)
　　　　ISBN　978-4-7980-6262-4

看護の現場ですぐに役立つ
シリーズのご案内

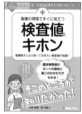

看護の現場ですぐに役立つ
検査値のキホン

血液検査、尿検査など、臨床検査値は、治療の方針や薬の処方等を検討する上での重要な指針です。昨今では、院外処方箋に血液検査の値が表示されるなど、重要度を増しています。本書は、忙しい看護師向けに実践ですぐに役立つ検査値の基礎知識を、イメージしやすいイラスト付きでわかりやすく解説した入門書です。ベテラン看護師による補足説明が随所にあるので、看護師になりたての方からベテランの方まで幅広く参考にしてください。

【著者】 中尾隆明・岡 大嗣　　【発行】 2017 年 3 月刊
【定価】 1540 円（本体 1400 円＋税 10%）　ISBN 978-4-7980-4977-9

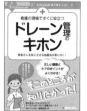

看護の現場ですぐに役立つ
ドレーン管理のキホン

新人ナースにとって、ドレーン管理は知っているようで知らない知識です。ドレーンにはどのような種類があるか、どのようなときにドレナージを行うのか、知らなければならないことがたくさんあります。本書は、新人ナースや介護家族向けに、ドレーン管理に必要な基礎知識や観察ポイントを図解でわかりやすく学べるようにまとめた入門書です。誰かに聞きたくても聞けなかったドレーン管理について、初歩の知識からポイントを絞って簡潔に解説します。

【著者】 株式会社レアネットドライブ ナースハッピーライフ編集グループ・長尾和宏(監)
【発行】 2017 年 3 月刊　　【定価】 1650 円（本体 1500 円＋税 10%）
ISBN 978-4-7980-4978-6

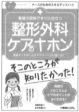

看護の現場ですぐに役立つ
整形外科ケアのキホン

整形外科は、患者さんの日常生活動作（ADL）の向上が重要な治療目的の一つです。チーム医療が推進されるなか、ナースも整形外科ケアで重要な役割を担っており、患者さんの不安を取り除くなど心身のサポートも求められています。本書は、多忙なドクターや先輩ナースに質問できない人のために、整形外科ケアに役立つ専門知識をコンパクトにまとめたスキルアップノートです。疾患のメカニズムとケアのポイントが身に付きます！

【著者】 宮原明美・永木和載 (監)　【発行】 2017 年 8 月刊
【定価】 1760 円（本体 1600 円＋税 10%）　ISBN 978-4-7980-5039-3

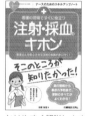

看護の現場ですぐに役立つ
注射・採血のキホン

医療スタッフにとって、注射・採血は基本中の基本といえる業務です。しかし、穿刺の際に痛みを伴うため、患者さんによっては怒りだしたり、トラブルの原因となってしまう可能性が高い医療行為の一つです。本書は、看護経験が比較的浅い看護師向けに、注射と採血を的確に行うための基礎やテクニックをわかりやすく解説します。穿刺について苦手意識を持っている看護師も、正しい手順や知識を理解することで苦手意識の克服ができます。

【著者】 佐藤智寛　　　　　　　【発行】 2017 年 11 月刊
【定価】 1540 円（本体 1400 円＋税 10%）　ISBN 978-4-7980-5245-8

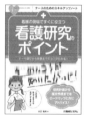

看護の現場ですぐに役立つ
看護研究のポイント

「仕事だけでも手一杯なのに、看護研究の係になってしまった！」看護師さん。その気持ち、よくわかります。新人に限らず、看護研究に苦手意識を持つ看護師はたくさんいます。本書は、新人看護師を対象に、テーマの決め方から研究デザインの設計、研究計画書の作成、具体的な進め方などを紹介。人前でも恥ずかしくない研究成果の発表など、図版と共にそのコツをていねいに解説します。きっと自信がつくことでしょう。

【著者】 大口祐矢　　　　　　　【発行】 2017 年 12 月刊
【定価】 1760 円（本体 1600 円＋税 10%）　ISBN 978-4-7980-5131-4

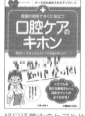

看護の現場ですぐに役立つ
口腔ケアのキホン

口腔の健康は、話すこと、自分の口で食べられることなど日常生活において非常に重要です。しかし、看護師の多忙な業務の中で、口腔ケアは後回しにされがちです。本書は、現場の看護師に向けて、口腔ケアの基本から症状に合わせたケア方法など、患者さんを安心させる口腔ケアの知識を解説します。経口挿管中のケアや片麻痺がある人のケアなど、疾患別の治療法や日常生活の注意点、状態に応じた必要物品などがよくわかります。

【著者】 中澤真弥　　　　　　　【発行】 2017 年 12 月刊
【定価】 1540 円（本体 1400 円＋税 10%）　ISBN 978-4-7980-5249-6

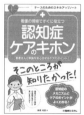

看護の現場ですぐに役立つ
認知症ケアのキホン

認知症ケアの経験が浅いナースは、「認知症の人とどう接していいかわからない」という戸惑いを感じることでしょう。それは認知症を恐ろしいものという誤ったイメージでとらえているからです。本書は、新人ナース向けに、認知症のメカニズムとケアのポイントをわかりやすく解説したスキルアップノートです。認知症患者との日ごろの接し方、問題行動の対処、家族の支え方などを、経験の薄い新人ナースでもしっかり学び理解を深められます。

【著者】 長尾和宏　　　　　　　【発行】 2017 年 12 月刊
【定価】 1650 円（本体 1500 円＋税 10%）　ISBN 978-4-7980-5325-7

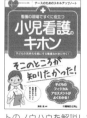

看護の現場ですぐに役立つ
小児看護のキホン

小児看護は、赤ちゃんから高校生まで幅広い患者さんを対象とします。自覚症状を正確に訴えることができない子どもの状態を把握するには、子どもの発達段階に合わせたコミュニケーションが欠かせません。本書は、小児看護に携わるナースを対象に、子どもの気持ちを楽にする看護法とフィジカルアセスメントのノウハウを解説した教科書です。小児の心と体や生活習慣、年齢特有の疾患など、小児看護の基本的なポイントがわかります。

【著者】 渡邉朋 (代表)　　　　　【発行】 2018 年 2 月刊
【定価】 1650 円（本体 1500 円＋税 10%）　ISBN 978-4-7980-5246-5

看護の現場ですぐに役立つ
シリーズのご案内

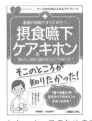

看護の現場ですぐに役立つ
摂食嚥下ケアのキホン

私たちは、誰もが口からものを食べる行為を当たり前のこととして生活しています。しかし、高齢化など様々な理由から飲み込み機能に障害をきたし、口から食べることが困難な患者さんも少なくありません。本書は、看護の現場で求められる、老化にともなう摂食嚥下の問題や、高齢者への対応をやさしく解説した、ナースのためのスキルアップノートです。口から食べることの意義、疾患別の対応法、予防や在宅ケアの支援方法などがわかります。

【著者】 斉藤雅史・松田直美　【発行】 2018年9月刊
【定価】 1650円（本体1500円+税10%）　ISBN 978-4-7980-5418-6

看護の現場ですぐに役立つ
地域包括ケアのキホン
[令和4年診療報酬改定対応第3版]

地域包括ケアシステムは、国が推進する医療・介護・福祉施策の核です。超高齢化社会において地域の包括的な支援・サービスを提供する体制として期待されています。本書は、「地域包括ケアのキホン」を医療や介護の現場での実践を踏まえながら学ぶ入門書です。保険の仕組み、地域ケア病棟（病床）、在宅介護や介護サービスまで解説します。第3版では令和4年診療報酬改定を反映し、最新情報を盛り込みました。

【著者】 荒神裕之・坂井暢子・雑賀智也（編著）　【発行】 2022年7月刊
【定価】 1650円（本体1500円+税10%）　ISBN 978-4-7980-6807-7

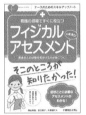

看護の現場ですぐに役立つ
フィジカルアセスメントのキホン

フィジカルアセスメントが看護師にとって欠かせないものとして看護基礎教育に導入されてから、はや10年が経ちました。とはいえ、実際に学校や大学で習った技術を臨床の現場で使うのは簡単なことではありません。本書は、看護の現場における目の前の患者さんや、緊急時の救命に必要なフィジカルアセスメントの基礎知識をわかりやすく解説します。臨床でよく見られる症状を系統別にあげ、それぞれに必要なアセスメントを紹介します。

【著者】 横山美樹・足立容子・片桐郁代　【発行】 2018年12月刊
【定価】 1540円（本体1400円+税10%）　ISBN 978-4-7980-5248-9

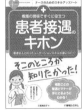

看護の現場ですぐに役立つ
患者接遇のキホン

臨床の接遇・マナー指導では「あたりまえのことがなぜできないの」という言葉をよく聞きます。しかし、その「あたりまえ」は育った環境によって異なるため、学習し練習することこそ重要です。本書は、患者さんとのコミュニケーションに必要な接遇・マナーを学習し、練習できるスキルアップノートです。院内での振舞い方、話し方、亡くなられた際の対応、メールの文面、クレームを受けたときの対応など知りたかったことがわかります！

【著者】 三瓶舞紀子　【発行】 2018年12月刊
【定価】 1650円（本体1500円+税10%）　ISBN 978-4-7980-5419-3

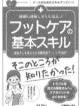

看護の現場ですぐに役立つ
フットケアの基本スキル

近年、糖尿病の人口が増加していることに伴い、合併症による糖尿病性足病変が増えています。そうした足のトラブルはフットケアで予防することができるため、早期発見、早期治療を含めたケアが重要になっています。本書は、糖尿病足病変を中心に様々な足トラブルに対応したフットケアの実践術を看護師向けに解説します。原因や発生機序、足病変の種類、糖尿病性足病変を予防するための診察や治療、セルフケアの方法などがわかります。

【著者】 中澤真弥　【発行】 2019年1月刊
【定価】 1650円（本体1500円+税10%）　ISBN 978-4-7980-5387-5

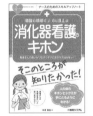

看護の現場ですぐに役立つ
消化器看護のキホン

消化器疾患の医療は目覚ましい発展を遂げていますが、効果的な治療をするにはチームの連携が不可欠です。なかでも、患者さんと密接な関わりを持つ看護師の役割は重要です。患者と医師、ほかの医療従事者、そして家族との連携をとるために、必要な知識や技術を身に付けなければなりません。本書は、看護の現場ですぐに役立つ消化器系の解剖生理学、疾患の症状、検査や診断、治療、看護技術やケアなどをイラストや図を使ってわかりやすく解説しました。

【著者】 中澤真弥　【発行】 2019年5月刊
【定価】 1760円（本体1600円+税10%）　ISBN 978-4-7980-5384-4

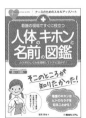

看護の現場ですぐに役立つ
人体のキホンと名前の図鑑

看護師にとって解剖学の基礎知識は必須です。けれども、複雑な人体の形態・構造をすべて把握することは容易ではありません。本書は、看護の現場で必須の人体の構造について、大きなカラーイラストを交えながら学べるようにした入門書です。コメディカルにとって重要な部分を抜き出して解説しているので、忙しい看護師の効率的な復習にも最適です。重要語句は赤文字になっているので、赤シートで穴埋め問題としても使えます。

【著者】 雑賀智也　【発行】 2019年11月刊
【定価】 1650円（本体1500円+税10%）　ISBN 978-4-7980-5691-3

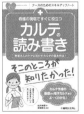

看護の現場ですぐに役立つ
カルテの読み書き

看護師が日々の看護を実践するうえで欠かせないもの、それがカルテです。本書は、看護記録に限定されない、多職種が共同で使用する「カルテ」について基礎から電子カルテまで丁寧に解説しました。医者、看護師だけでなく、コメディカルが患者とどのように接してどのような記録をしているかを知り、カルテから読みとることができるようになります。医療安全管理の推進を図ると共に、情報共有、ヒューマンエラーの防止にも役立ちます。

【著者】 松井美穂・雑賀智也（編著）　【発行】 2019年12月刊
【定価】 1540円（本体1400円+税10%）　ISBN 978-4-7980-5782-8

看護の現場ですぐに役立つ
シリーズのご案内

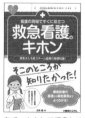

看護の現場ですぐに役立つ
救急看護のキホン

救急搬送は年々その数を増し、年570万件を超えました。さらに、高齢化・核家族化が進み、介護や生活の問題などもからみ、内容が複雑化しています。本書は、看護の現場で働く医療従事者のために、救急看護の基本であるトリアージや生活行動の援助、緊急薬剤の使用方法などを、イラスト付きの平易な文章でわかりやすく図解した入門書です。救急医療をチームとして行うための知識・技術・コミュニケーション力が身に付きます。

【著者】 志賀 隆・冨田敦子・野呂美香・菱沼加寿子（訳）・奥村将年・森 一直・林 実・石塚光太郎・小出智一・大楠崇浩
【発行】 2020年2月刊 【定価】 1650円（本体1500円＋税10%）
ISBN 978-4-7980-5690-6

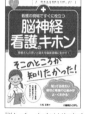

看護の現場ですぐに役立つ
脳神経看護のキホン

新人ナースが看護の現場に立つと、参考書と臨床で異なることが多く、看護の知識を現場に落とし込むのに苦労することがよく起こります。そんなときに役立つのが、患者さんの率直な言葉です。本書は、脳神経看護の基礎知識や技術について、著者が看護の現場で学んだ知識や、患者さんから学んだことをより詳しく、わかりやすく、簡単に解説した、ナースのための入門書です。臨床で困ったときにすぐに立ち返れる脳神経本としても使えます！

【著者】 久松正樹
【定価】 1650円（本体1500円＋税10%） 【発行】 2020年3月刊
ISBN 978-4-7980-5688-3

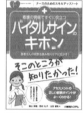

看護の現場ですぐに役立つ
看護の基本スキル

看護師になりたてで、すべての基礎看護技術を理想通りにこなせる人はいません。しかし、その中ですぐに身に付けたい、特に大事な技術が「コミュニケーションのとり方」や、自分の感情を支えるスキルです。本書は、新人看護師を対象に、現場で役立つ看護の基本スキルを図解でわかりやすく解説した入門書です。看護技術の手順で最優先すべきことを病棟の日勤帯の流れに沿って解説しているので、新人看護師にとっても馴染みやすく、看護業務にすぐに役立つ内容となっています。

【著者】 大坪陽子・岡田宏子・雑賀智也（監） 【発行】 2020年3月刊
【定価】 1760円（本体1600円＋税10%） ISBN 978-4-7980-5783-5

看護の現場ですぐに役立つ
バイタルサインのキホン

いま、看護職の方が働く現場は、病院だけでなく在宅も含めて大きく広がっています。様々な現場で活躍している看護師は、他の医療・介護職の方と協働することも増えてきました。本書は、新人や基本を学びなおしたい看護職のために、バイタルサインを正しく観察・測定・評価して伝える技術を、豊富なイラストでわかりやすく簡潔に解説した入門書です。バイタルサインがわかると、患者さんや家族の方に適切な説明ができます！

【著者】 横山美樹・西村礼子・太田雄馬 【発行】 2020年3月刊
【定価】 1650円（本体1500円＋税10%） ISBN 978-4-7980-5787-3

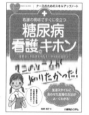

看護の現場ですぐに役立つ
がん薬物療法ケア

抗がん剤治療を受ける患者が増加するとともに、がん薬物療法看護の重要性が増しています。しかし、その知識は複雑で、実践する看護師から「怖い」「苦手」「不安」という発言をよく耳にします。本書は、忙しい看護師のために、がん薬物療法の基礎知識と看護技術のポイントをわかりやすくまとめた入門書です。抗がん剤とはどういうもので、どう取り扱うのか、副作用はどこを観察すればよいのかなど、必須の知識がすぐに身に付きます。

【著者】 中別府多美得 【発行】 2020年4月刊
【定価】 1760円（本体1600円＋税10%） ISBN 978-4-7980-5689-0

看護の現場ですぐに役立つ
糖尿病看護のキホン

糖尿病患者数は増加しており、専門の病棟や外来だけでなく、どの領域の看護師であっても糖尿病看護に関する知識を持っていること が必要です。本書は、糖尿病の病態や合併症、治療など医学的知識を整理しながら、患者さんの心理的側面や社会的側面も考慮しつつ看護できるようにわかりやすく解説した、ナースのためのスキルアップノートです。患者さんの生活スタイルに合わせた支援の方法を学び、その人らしい人生を送れる手助けをしましょう。

【著者】 柏崎純子 【発行】 2020年4月刊
【定価】 1760円（本体1600円＋税10%） ISBN 978-4-7980-5834-4

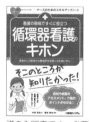

看護の現場ですぐに役立つ
循環器看護のキホン

食生活の欧米化や高齢化の進行により生活習慣病が増えています。それに伴い、循環器疾患も急増し、将来的な課題となっています。本書は、現場で働くナースのために循環器看護の基本である解剖生理、疾患、症状、検査、診断、治療などをわかりやすく解説し、苦手な人でも基礎から学ぶことができる循環器看護の入門書です。必要となる頻度の高い知識を優先した内容をコンパクトにまとめているので、日々忙しい看護師の参考書として最適です。

【著者】 中澤真弥・雑賀智也（監） 【発行】 2020年5月刊
【定価】 1760円（本体1600円＋税10%） ISBN 978-4-7980-5385-1

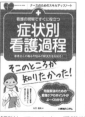

看護の現場ですぐに役立つ
症状別看護過程

「看護過程とは何か？」と聞かれて、どう答えますか？ ベテラン看護師でさえ、納得のいく答えを言える人は少ないのではないでしょうか。類書を調べてみてもほとんど説明されないまま、いきなり「症状別」や「疾患別」の解説が始まっています。本書は、「看護過程」をきちんと理解してもらったうえで、その具体的な中身を解説しています。看護学生から臨床経験を積んだ看護師まで、本書を通してじっくり学んでいただけるように、との思いを込めて執筆しました。

【著者】 大口祐矢 【発行】 2020年5月刊
【定価】 1650円（本体1500円＋税10%） ISBN 978-4-7980-5928-0